THE PRACTICE OF DENTAL PHYSICAL THERAPY

치과 물리치료의 실제

전양현 외
경희대학교 안면통증구강내과학교실

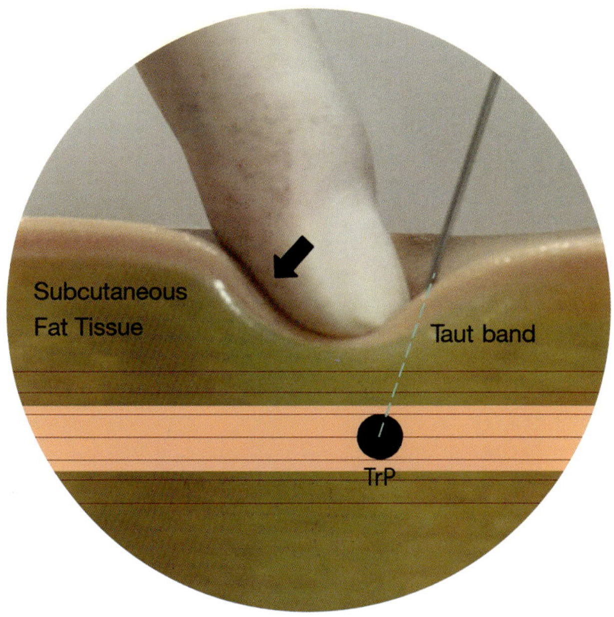

명문출판사

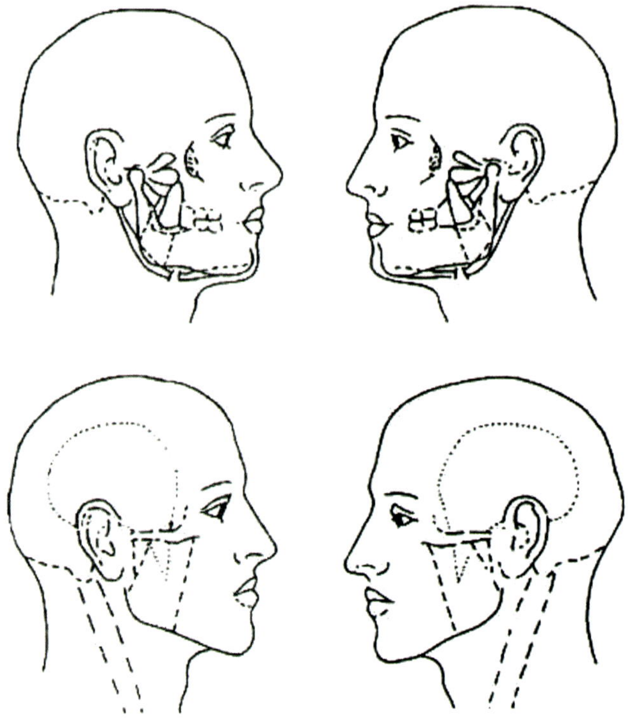

/// 개정판을 내면서 ///

이 땅에서 치과의사가 물리치료를 시작한 지도 어언 30년이라는 세월이 지났다.

세계적으로 물리치료를 치과의사가 하는 나라는 거의 없고, 특히 전국민 의료보험이라는 국가적인 제도에 포함되어 시행하는 나라는 대한민국이 유일하다. 이러한 환경에 걸맞게 뒤늦은 감이 없지는 않지만 5년 전에 '치과 물리치료의 실제' 초판을 발행하게 되어 그나마 다행이라고 생각한다. 순수한 국내 자료와 국내외 연구 논문 그리고 국내에서 최초로 개설된 경희의료원 만성구강안면통증센터에서 실제 사용하는 기기와 재료와 시술 및 술식 등의 지식과 경험을 정리하여 국내에서 처음 발행하였다.

처음에는 치의학을 배우는 학생들과 전공의 그리고 대학원생을 위한 기본 교육 자료로 출발했지만 시간이 지나면서 개원한 치과의사의 문의와 요구가 점차 많아지고 있는 실정이다. 이미 '근육과 관절 그리고 안면통증의 진단과 치료'라는 치의학의 분야는 이제 더 이상 새롭고 의미 있는 부분이 아니라 기본적이며 필수적인 영역으로 자리를 잡았다.

따라서 그 사이 보완된 진단 및 평가 그리고 국문 색인과 영문 인덱스 등 몇 가지를 추가해서 새롭게 개정판을 선보이게 되었는데, 국내에서 치과 물리치료에 관한 교재는 '구강안면통증과 측두하악장애'(대한안면통증구강내과학회 편)가 가장 기본이고 중심이지만, 이 책과 차별화를 위해서 보다 임상적인 부분을 심화하고 보완하는데 역점을 두었다. 언제나 그런 것처럼 저서보다는 역서가 어렵고 창작보다는 개작이 어렵듯이 곳곳에 있을 부족하고 어설픈 부분에 대해서는 미리 양해를 구한다.

마지막으로 개정판의 발행을 위해서 애써주신 단독 제2저자 이연희 교수님과 공저자 교수님들 그리고 명문출판사 안영택 사장님께 감사드리며, 특히 일러스트레이션 제작과 자문에 협조해주신 한국정보디자인학회 全洋德 회장님(서울과학기술대학교 명예교수)과 같은 대학교 시각문화융합디자인학과 金一奭 교수님께 깊은 감사의 말씀을 전한다.

COVID-19 극복을 바라면서

2021년 새해 첫 주 첫 날

저자 대표 全 洋 鉉

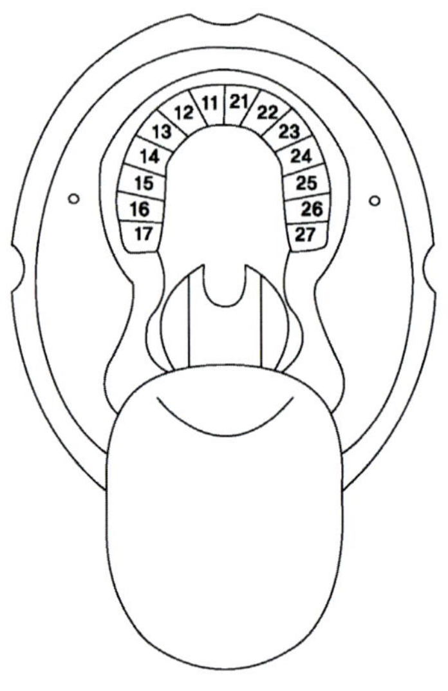
12 11 21 22
13 23
14 24
15 25
16 26
17 27

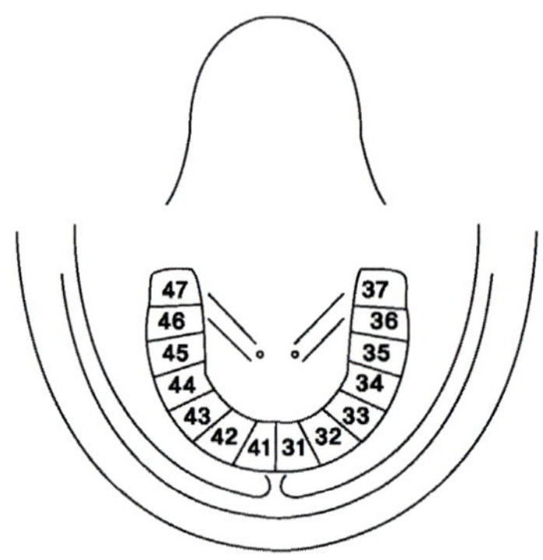
47 37
46 36
45 35
44 34
43 33
42 41 31 32

/// 책을 펴내며 ///

한국 현대 치의학의 발전은 이미 예견된 결과라고 볼 수 있다.

기존 수복 위주의 치의학이 질환에 대한 진단과 치료 위주의 의학과 접목하면서 비약적 발전을 하게 되었고, 그중 대표적인 부분이 안면통증구강내과학 분야라고 할 수 있다. 1972년 대한구강내과학회의 설립으로 학문 체계를 갖추고 지속적인 연구와 발전에 박차를 가할 수 있게 되었으며, 현재도 대한안면통증구강내과학회가 그 역할을 주도적으로 수행하고 있다.

근육과 관절 그리고 안면통증의 진단과 치료라는 새로운 치의학의 영역은 인류가 보편적으로 추구하는 행복과 건강에 중요한 요소가 되었고, 여기에 크게 이바지할 수 있는 계기가 되었으며, 또한 이렇게 하는 것이 바로 모든 치과의사의 사명이기도 하다. 따라서 치과에서 시행하는 물리치료를 정리하고 발표할 필요성이 제기되었고, 기본 원리와 구체적 사용법이 요구되는 시점에서 『치과 물리치료의 실제』를 내놓게 되었다.

치의학을 배우는 학생뿐만 아니라 개원한 치과의사가 매뉴얼로 사용할 수 있도록 간단한 설명과 실제 시행 방법에 따른 사진 설명 그리고 치과 물리치료의 보험 부분까지 포함하였다. 국내에서 치과 물리치료에 관한 교재는 『구강안면통증과 측두하악장애』(대한안면통증구강내과학회 편)가 있으나 이 책과 차별화해서 보다 임상적인 부분을 심화하고 보완하는 데 역점을 두었다.

책을 펴내며 어설픈 책이라는 부담을 감수하면서도 단지 치의학의 발전에 일조할 수 있는 계기가 되기를 바라는 소박한 심정으로 이 책을 선보인다.

丙申年 하고도 푸르디푸른 날

저자 대표 全 洋 鉉

/// CONTENTS ///

제3장 치과 물리치료의 종류

제4장 그 외 적용 가능한 턱관절장애 물리치료

/// CONTENTS ///

부록

THE PRACTICE OF **DENTAL PHYSICAL THERAPY**

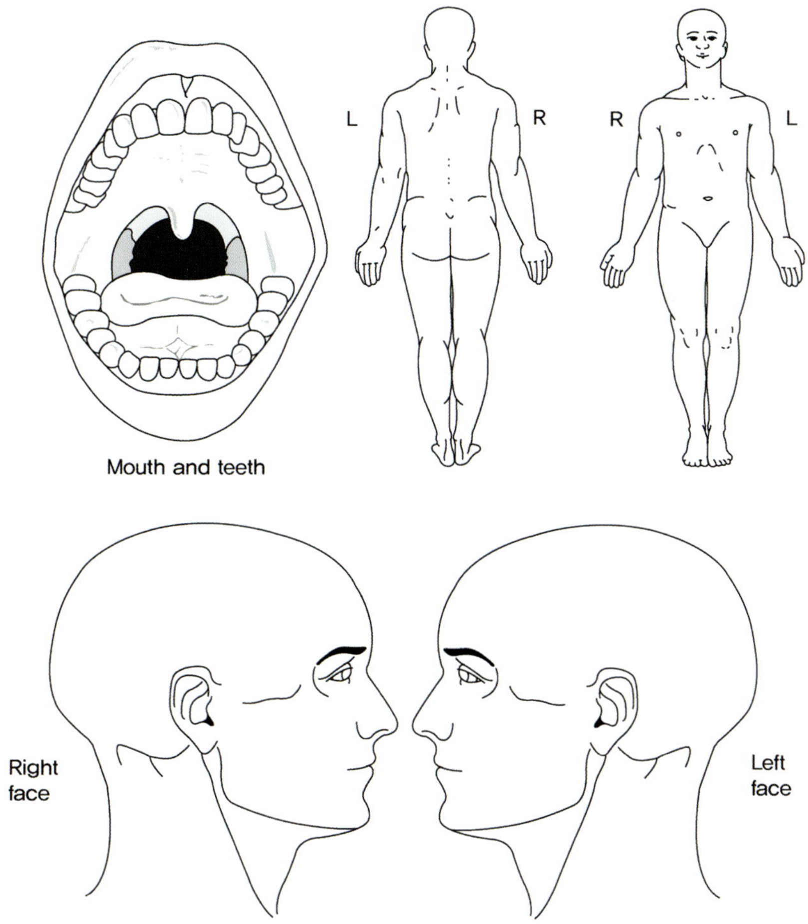

The Practice of
Dental Physical Therapy

제1장

물리치료

1. 물리치료의 정의
2. 물리치료의 적용 범위
3. 물리치료의 효용성

1. 물리치료의 정의

물리치료의 영역은 인류 역사와 함께 발전해 왔다. 인류는 역사가 시작될 무렵 이미 물리적 인자인 태양 광선, 물 등을 이용해 질병을 치료해 왔다. 원시인들은 태양 광선 아래서 온열의 이점을 이용했으며 활기를 얻기 위하여 광선치료의 원시적 형태인 일광욕을 시작했다. 흐르는 물에 상처를 씻거나 열을 식혀 수치료를 시작했고, 타박상을 입은 근육을 어루만짐으로써 의료적 마사지가 시작되었다. 대전어(전기뱀장어 등)를 사용하여 전기 쇼크를 얻어 특정 질병을 치료하는 전기치료까지 발전하였다.

제1차 세계대전과 제2차 세계대전에서 발생한 전쟁 부상자와 소아마비로 인해 발생한 말초신경근계(peripheral neuromuscular system)와 근골격계(musculoskeletal system)의 기능부전이 있는 환자들을 대상으로 물리치료를 시행하였고, 양차 세계대전을 거치며 물리치료의 기구 사용은 비약적으로 발전하였다. 오늘날에 와서는 전자공학의 발달로 의공학이 발달하면서 그에 편승하여 물리치료 기구 및 평가 기구도 눈부신 발전을 이룩하였다.

현재 우리나라에서 물리치료의 법적 정의는 "온열치료, 전기치료, 광선치료, 수치료, 기계 및 기구치료, 마사지, 기능 훈련, 신체 교정 운동 및 재활 훈련과 이에 필요한 기기, 약품의 사용, 관리, 기타 물리요법적 치료 업무"라고 되어 있다. 사전적으로는 "물리치료는 수술 및 화학요법(약물요법)이 아닌 전기, 광선, 물, 공기, 소리 및 운동요법과 각종 기구 및 기계 등 물리적 소재를 이용하여 이를 치료 목적으로 개발하여 환자에게 적용하여 환자의 고통을 줄이고 기능을 회복시켜 정상적인 사회활동을 하는데 도움을 주기 위한 물리적인 치료법"으로 정의하고 있다.

한편 이전의 물리치료의 정의는 물리적 요소(physical agents)와 재활(rehabilitation)에 초점을 두고 있어 실제적인 치료 업무를 제한하지만, 현재의 물리치료는 물리적 요소보다 치료적 운동에 중점을 두고 있으며 재활뿐만 아니라 예방과 치료 영역에도 관여하고 있다.

2. 물리치료의 적용 범위

물리치료는 정형외과, 신경외과, 일반외과, 산부인과, 내과, 재활의학과, 이비인후과, 소아과, 신경정신과, 피부과, 흉부외과뿐만 아니라 치과 등의 환자와 관절염, 뇌성마비, 골절, 말초신경 또는 중추신경 손상자, 절단자, 산업재해나 교통사고 등의 환자들에게 필수적으로 적용되고 내과 영역을 비롯하여 전 의료 분야와 상관관계를 갖고 있다. 의학의 모든 영역과 깊은 연관을 가져 질병, 절단, 손상 등으로부터 장애를 가진 환자들을 치료적 운동(therapeutic exercises), 열(heat), 냉(cold), 물(water), 빛(light), 전기(electricity), 초음파(ultrasound) 및 마사지(massage), 다양한 맨손 치료를 이용하여 치료를 하는 것이다. 물리치료는 의사와 협동하여 진단 및 치료, 예방 그리고 환자와 부모 교육으로 이루어진다.

3. 물리치료의 효용성

물리치료의 목적과 효용성은 치료 받는 환자의 상태, 치료할 형태의 결정에 달려 있다. 일반적으로 대부분 환자 신체 부분의 능력을 증가시키거나 보존하고 정상적인 활동의 수행력을 회복할 수 있도록 한다. 구체적으로 분류하면 첫째로 근력, 지구력, 협응력 증가와 유지를 도모하고, 둘째로 관절 가동 범위를 증가시키고, 셋째로 통증, 근경련, 강직, 부종, 울혈의 감소를 도모하며, 넷째로 연부 조직의 손상 회복 촉진과 염증을 감소시키고, 다섯째로 기형과 구축을 예방하고, 여섯째로 비정상 지각신경의 개선을 도와주고, 일곱째로 자세 교정 및 중추성 신경마비를 치료하고, 여덟째로 보행 교정치료 및 독립 보행을 조장하여 이동 활동을 촉진하며, 아홉째로 내과 질환을 다스리는 처치법을 모색하여 정착시킬 뿐만 아니라 전 의료 분야와의 관계 설정을 도모하며, 열째로 환자와 부모를 가정 물리치료 교육에 참여시켜 항시 물리치료를 보조할 수 있도록 한다. 마지막으로 환경에 적응할 수 있는 입체적 활동의 수행력 개선을 도모한다.

The Practice of Dental Physical Therapy

제 2 장

물리치료의 역사

1. 물리치료의 역사
2. 한국 물리치료의 역사
3. 물리치료의 발전
4. 치과 물리치료의 역사

1. 물리치료의 역사

기원전 3000년경에 중국에서 마사지가 처음 사용되었고, 기원전 460년경에 히포크라테스가 이것에 대해 기술한 것을 로마인들이 수정 보완하였으며 1800년 초에 과학적 방법으로 수용되었다. 근육 재교육의 기술이 발달하였고, 수(水)치료(aquatic therapy)는 강을 숭배하고 대중탕을 사용했던 로마인과 그리스인들에 의해 시행되었다. 전기와 전기 장비의 도입으로 전기치료는 1600년대에 시작되었다. 좀 더 현대적인 물리치료의 기술은 유럽에서 시작되었다.

초기의 물리치료는 수치료, 전기치료, 치료적 마사지, 운동치료가 시행되었다. 20세기가 되면서 운동치료는 전쟁에 의한 부상자 치료를 위한 다양한 형태의 기술들이 진보를 보였다. 1894년, 1914년, 1916년에 미국에서 소아마비가 발병하여 물리치료에 대한 수요가 발생하였고 제1차 세계대전 후 부상자 치유를 위해 유럽으로 인력을 파견하여 물리치료 기술을 배우게 하였다. 전쟁이 끝난 후에도 물리치료에 대한 수요는 지속되었다. 하지만 전쟁 능력 유지에서 작업 능력 유지로 물리치료의 방향이 변화하였다.

제2차 세계대전이 발생하면서 이전처럼 다시 물리치료의 수요를 증폭시켰다. 미군은 군인 서비스를 위해 여성 의학 전문가 부대를 1947년에 창설하였고 물리치료사, 작업치료사를 포함시켰다. 이 시기에 감마글로불린(gamma globulin)과 소크(salk) 백신 도입으로 소아마비를 치료하게 되었는데, 여기에도 물리치료가 중요한 역할을 하였다. 이때부터 물리치료 학교를 졸업한 사람은 더 이상 기술자가 아닌 전문가로 인식되었다.

1960년대에 들어서면서부터 30년 동안 물리치료 교육, 행위, 연구의 성장과 발달이 이루어졌다. 주로 노화, 건강 증진, 질병 예방에 관심을 가지면서 물리치료에 대한 수요가 증가하였다. 1979년에 물리치료 재단이 설립되어 전문성에 대한 연구를 지원하고 촉진하였다. 1990년 이후 물리치료는 교육, 행위, 연구의 전통적인 부분뿐만 아니라 업무에 대한 명확성과 새로운 비전이 제시되었다. 물리치료 재단은 임상 연구를 진행할 수 있는 기관을 확정하고 연구를 지원하였으며, 2000년에 제시한 '비전 2020'에서 나아가야 할 방향을 설정하여 근거중심치료(evidence-based practice)라는 개념을 기반으로 발전하고 있다.

2. 한국 물리치료의 역사

우리나라 물리치료의 기원은 기원전 3000년 전부터 이어오는 동양의 고유 학문인 한약, 침, 뜸 또는 자연을 이용한 온열치료를 들 수 있다. 갑오경장을 전후하여 서구식 의료법이 도입되기는 하였으나, 물리치료의 흔적은 극히 원시적이었고 근대적 물리치료의 자취를 거의 찾을 수 없었다.

그 후 제2차 세계대전 직후인 1945년에서 1949년에 걸쳐 서구식 물리치료가 소개되기는 하였으나 전반적으로 보급되지는 못하였다. 또한 미 육군 소령 제러다이앤 린드버그(Geraidiane Lindberg)에 의해 미군 제29병원에 물리치료과를 설치하여 서양식 물리치료가 도입되었다. 치료 대상은 주로 미군 환자들이었으며 한국인 환자도 소수이기는 하지만 치료한 기록을 볼 수 있다. 민간인으로는 미국인 선교사인 물리치료사가 1945년 12월 세브란스 병원을 방문하였다. 그가 바로 미국 감리교 선교사인 미스 셀마 B. 모(Miss Thelma B. Maw, 한국명 모우숙)이다.

6·25 전쟁 중에 생긴 전상자를 위해 모우숙은 전주에 있는 장로교 병원에 물리치료과를 설치하였으며 전쟁 중에도 한국의 물리치료 보급을 위해 꾸준히 노력하였다. 1950년 11월 미국 물리치료사이며 육군 대위였던 리오나 프레스콧(Leona Prescott)이 부산으로 내려가 근무하며 제5육군병원에서 물리치료 기술을 펴기 시작하였다.

미 육군 극동 지구 물리치료 총 책임자였던 에설 세일먼(Ethel Theilman) 소령은 물리치료의 기술적·이론적 확대를 이루었고, 6·25 전쟁으로 인해 생겨난 환자들에게 물리치료법이 필요함을 역설하며 한국인 치료사들의 미국 유학 과정을 만들고 지원했다. 거기에 처음으로 김정순 씨가 교육을 받으러 미국 오클라호마 주에 있는 포병학교 의료원에서 6개월간 유학을 하였다. 귀국 후 제5육군병원에 재활과를 설치하여 많은 육군 전상자의 치료에 도움을 주었다. 그다음 해인 1952년 10월에 한국 군학교에 물리치료학과를 두었고 정식으로 물리치료 교육과정을 설치하였다.

1952년에는 미국 물리치료사 도러시 스내블리(Dorothy Snavely)는 2주간에 걸쳐 한국의 재생의료계를 시찰한 후 한국에 물리치료사가 긴급히 필요하며 정형외과 전문의사의 부족, 재활의사의 부족 등을 UN에 보고하였다. 그 후 많은 나라로부터 원조 또는 물리치료사 파견 등을 받게 되었고 기술이 도입됨으로써 소수의 한국인이 여러 나라의 물리치료사와 함께 일하며 선진 물리치료를 공부하게 되었다.

1953년 휴전과 더불어 모우숙에 의해 서울 세브란스병원에서 부상당한 환자나 소아마비 어린이 등이 매일 60명 이상이 치료를 받았다. 같은 시기에 대전에는 의사 R. 토리(R. Torrey)가 한국 수족 절단자 센터를 개원하고 서울 세브란스 병원에 지부를 두어 많은 절단자의 수족을 공급하였다. 따라서 세브란스 병원은 물리치료에 있어 외래 환자, 의수족, 보조기 제작 부분으로 입체를 이루는 물리치료 영역이 수립된 것으로는 한국에서 최초였다. 당시에는 물리치료가 전기치료, 광선치료, 수치료, 치료적 운동, 의수족의 대분야로 나뉘어 면모를 완전히 갖추었다. 우리나라에서는 의수족 제작이 목수에 의해 이루어져 미국처럼 되지는 않았다.

1959년 캐나다 기독교장로회 선교사로서 미스 커런트(Miss Current, 한국명 구애련)가 들어왔다. 우리나라에 물리치료사를 양성하는 정규 교육기관이 없었던 1960년대에 수련생을 모집하여 신촌 세브란스병원을 중심으로 물리치료학 강의를 시작한 물리치료학 교육의 개척자이다.

3. 물리치료의 발전

1) 운동치료의 발전

마사지(massage)라는 말은 프랑스어인데, 원래 아라비아어의 '누르다', 희랍어의 '주무르다', 히브리어의 '촉진'이라는 의미에서 기원한 것이라 한다. 1575년 프랑스의 의사 앙부르아즈 파레(Ambroise Paré)가 처음으로 마사지의 시술 방법이나 치료 효과에 대해 발표하였고 이것은 18~19세기에 걸쳐 스웨덴의 페르 헨리크 링(Pehr Henrik Ling)의 저서에 의해 유럽에 보급되었다. 1875년 독일의 모젠가일(Mossengeil)이 외과학계에서 마사지의 순환계에 미치는 영향을 실험적으로 증명하였고, 정형외과의 발전에 따라 응용되기 시작하였다. 20세기에 들어와 자케(Jacquet)는 플라스틱 마사지(plastic massage)를 제창하였다. 특히 코르넬리우스(Cornelius)에 의해 반사대(reflex zone)에 마사지를 적용시킨 반사 마사지가 유명하며, 이를 보완한 결합조직 마사지(connective tissue massage)는 분절치료(segment therapy)라 부른다.

운동치료를 종교적 의식의 일부로서 기록하고 있는 것은 기원전 수천 년 전에 씌었다는 인도의 베다(Veda) 경전이며 그밖에 고대 이집트나 페르시아에서도 건강 증진, 치료를 위한 신체 운동이 행해졌다. 또 히포크라테스는 자신의 저서들에서 운동의 위생상 가치를 역설하고 운동의 치료적 응용에 대해 논하고 있다.

근대적인 운동치료의 역사는 1866년 뒤셴 드불로뉴(Duchenne de Boulogne)가 '운동생리학'을 간행한 것에서 시작되었다고 할 수 있다. 그는 "근육의 메커니즘을 알게 됨으로써 마비, 근위축, 변형성 관절염 등에 대해서 특수한 자극치료, 운동치료, 신체 결손의 보완법 등에 응용하기 위한 합리적인 치료법을 유도할 수가 있다"라고 하였다. 금세기에 들어와서는 주로 해부학적 지식과 일반 원칙으로서 역학적 법칙에 의해 각종 운동의 동작을 해명하고 있다.

2) 온열치료의 발전

고대인의 치료법 중에서 광범위하고 본래의 형태 그대로 현재까지 이어지고 있는 것은 온열치료라 할 수 있다. 기원을 밝히는 것은 어렵지만 인공적인 열을 치료에 응용한 최초의 예는 수천 년 전의 중국으로 소급해 올라간다. 또한 기원전 3000년 무렵 이집트인의 기록에도 국소 가열을 치료에 사용했음이 적혀 있다.

태양에 쬔 모래를 관절수종이나 비만증을 치료하는 데 썼으며, 뜨거운 공기, 온천, 따뜻한 돌, 따뜻한 기름, 왁스 등이 각종 질병을 치료하는 데 적용되었다. 고대의 국소 가열은 현대에는 전기 국소 가열이 되고 고주파 투열법으로 발전한다. 현대 물리치료의 중심인 각종 온열치료는 전자공학의 진전으로 단파치료, 초음파치료, 극초단파치료 등으로 개발되었다.

3) 전기치료의 발전

전기치료의 역사는 의학의 역사와 매우 밀접한 관계가 있다. 1600년 엘리자베스 1세의 주치의 윌리엄 길버트(William Gilbert)가 저술한『자석에 대하여(De Magnette)』에서 전기가 치료 응용에 깊이 관계됨을 암시하였다. 세계 최초의 전기치료 저서는 1745년 독일 의사 크라첸슈타인(C. G. Kratzenstein)에 의해 발간되었다. 또 전기 자극이 근수축에 유효하다는 것을 처음 주장한 것은 프랑스의 장 자야베르(Jean Jallabert)이다.

체계적인 물리치료가 시술된 것은 1840년 골딩 버드(Golding Bird)에 의한 런던의 가이 병원(Guy's hospital) 이었다. 1888년 존 켈러그(John H. Kellogg)는 정현파 전류를 근자극에 응용하였고, 1891년에 니콜라 테슬라(Nicola Tesla)에 의해 발견된 고주파 전류도 치료적 응용이 수립되었다. 1896년 굴리엘모 마르코니(Guglielmo Marconi)의 무선전신 발명에 의해 고주파 연구는 한층 더 진보하였다. 초음파치료는 1917년 프랑스의 롱주뱅(Longevin)이 초음파를 사용한 실험을 보고한 이래 뒤이어 각국에서 생물학적 효과를 얻기 위한 연구가 시작되었다. 1949년에는 독일에서 세계 초음파 학회가 열려 그 치료 효과의 검토가 이루어졌다.

4. 치과 물리치료의 역사

물리치료는 근골격계 장애 환자의 생리적 기능의 회복과 통증 완화를 목적으로 사용되는 요법으로서 구강악안면 영역에서 접할 수 있는 대표적인 근골격계 장애인 측두하악장애의 성공적 치료에 있어서도 중요한 부분을 차지하고 있다. 측두하악장애에 일반적으로 사용되고 있는 물리치료법에는 온열요법, 냉각요법, 이온삼투요법, 갈바닉전기자극치료, 경피성전기신경자극요법, 레이저요법 등이 있다. 대부분의 물리치료는 다른 측두하악장애 치료의 보조 치료법으로 사용되며, 비록 임상 치료가 완료되지 않았어도 물리치료는 측두하악장애 치료에 효과적이고 보존적인 방법으로 인식된다고 하였다.

보존적 치료의 성공률에 관하여는 여러 선학들의 연구 결과가 있다. 그린(Greene)과 라스킨(Laskin)은 135명의 근육장애 환자에 대해 운동요법, 물리치료 등의 치료를 시도하여 약 76%의 성공률을 보고한 바 있으며(1983년), 그린과 마르코빅(Markovic) 등은 32명의 관절장애 환자에게 운동요법, 투약, 물리치료, 교합안정장치 치료를 하여 84%의 성공률을 보고하였다. 또한 칼슨(Carlsson)과 게일(Gale)은 근육장애를 동반한 관절장애 환자 11명에게 바이오 피드백 치료를 시행하여 73%의 성공률을 보고하였다(1985년).

1983년 단치히(Danzig)와 반 다이크(Van Dyke)는 가정에서 실시하는 물리치료법 역시 유용한데 그러한 치료법을 자세히 설명해 주었을 때 의사-환자 관계가 더욱 향상된다고 하였다. 이환부의 온습포 또는 냉찜질, 이환 근육의 마사지, 하악 운동을 부드럽게 하는 운동 등은 압통과 통증을 완화시키고 운동 범위를 증가시킬 수 있다고 하였다.

진통, 근이완, 관절 운동을 위한 물리치료로는 전기치료와 초음파 기구, 분사냉각제 등이 있다. 고전압 자극은 다양한 주파수를 가진 고전압의 단형 저전류를 사용함으로써 근육통과 활성을 감소시켜 치유를 촉진하는 것으로 보고되었다. 근골격성 문제를 위해 흔히 사용되는 물리치료법에는 이온삼투요법과 초음파가 있는데 초음파의 경우 관절 내 심부열 생성, 관절낭 외 조직의 증가된 신장에 의한 관절 수축의 치료, 만성 통증, 근수축 및 건염 감소 등의 기능을 가진 것으로 보고되었다.

국내 구강내과학 분야의 경우 1984년 저출력 레이저를 이용하여 백서의 창상 치유 효과에 대해 연구한 것을 시작으로 레이저의 임상 효과에 대한 연구가 지금까지 여러 치과대학에서 시행, 발표되고 있으나 최근 과학기술의 발전으로 고출력의 레이저 기기가 개발되어 치과 치료 시 다양한 응용 방법이 소개됨으로써 국내에서도 치과의사들에게 상당한 반향을 일으키고 있다.

단순한 습관은 환자가 깨닫기만 하여도 스스로 줄일 수 있지만, 지속적으로 습관을 변화시키기 위해서는 행동치료에 숙달된 임상가의 이해 및 체계적인 치료 과정이 필요하며, 바이오 피드백과 같은 행동 변형을 위한 방법들이 고려되어야 한다고 하였다. 표면 근전도 바이오 피드백을 이용하거나 이용하지 않은 이완 훈련이 낮 동안의 강직성 근활성을 감소시킬 수 있다는 충분한 연구가 있다.

The Practice of
Dental Physical Therapy

제3장

치과 물리치료의 종류

1. 온열요법(Thermotherapy)
2. 초음파(Ultrasound therapy)
3. 냉각요법(Cryotherapy)
4. 전기요법(Electrotherapy)
5. 발통점주사(Trigger point injection: TPI)
6. 침술요법(Acupuncture) 및 건침요법(Dry needling)
7. 레이저치료(Laser therapy)

1. 온열요법(Thermotherapy)

1) 적응증

표면열 요법은 우선 통증이 있는 부위에 적용할 수 있다. 다양한 근골격계 질환(관절염, 건염, 점액낭염, 근막통증증후군 등)이나 만성 염증의 부위에도 적용이 가능하다. 근육의 경축(contracture)이나 근육의 긴장(tightness)도 적응증이라 할 수 있다. 즉 관절염, 근육과 관절의 경직, 통증을 수반한 질환, 신경통, 좌상이나 염좌, 통풍, 혈액순환 증진 등의 목적으로 사용할 수 있다.

2) 금기증

온열치료의 금기증은 다음과 같다. 급성 외상이 있는 부위나 염증 또는 출혈이 심한 경우이다. 또한 부종이 있거나 혈액순환이 안 좋은 경우, 출혈성 경향이 있는 경우, 암이 있는 부위에는 금기 사항이다. 고혈압, 당뇨, 동맥경화, 신장염, 갑상선 기능 이상, 심장 질환, 정신 질환 및 신경 쇠약 등의 환자에게도 금기 사항이다.

어떠한 표면열 요법도 직접적으로 눈에 가해져서는 안 되며, 외상이나 수술 직후 순환장애, 출혈 질환 그리고 피부 감각이 변화되거나 소실된 부위가 있는 경우에도 적용되어서는 안 된다.

주의사항은 과도하게 높은 온도나 장기간 적용 시 발생하는 화상이다. 그러므로 온열요법은 술자의 적절한 관리하에 적용되어야 한다.

3) 효과

혈류 역학적으로 보았을 때 온열치료의 효과는 다음과 같다. 우선 혈류가 증가하며 만성 염증이 감소하게 된다. 그러나 급성 염증의 경우 악화되는 소견을 보이며 부종과 출혈이 증가하게 된다. 신경학적으로 보았을 때 신경 전도의 속도가 증가한다. 관절과 결합조직에서는 인대의 신장력이 증가하며 콜라겐 분해 효소의 활성이 증가한다. 관절의 강직도는 감소한다. 그 밖에 통증이 감소하는 효과가 있으며 전신적으로 이완되는 효과가 있다.

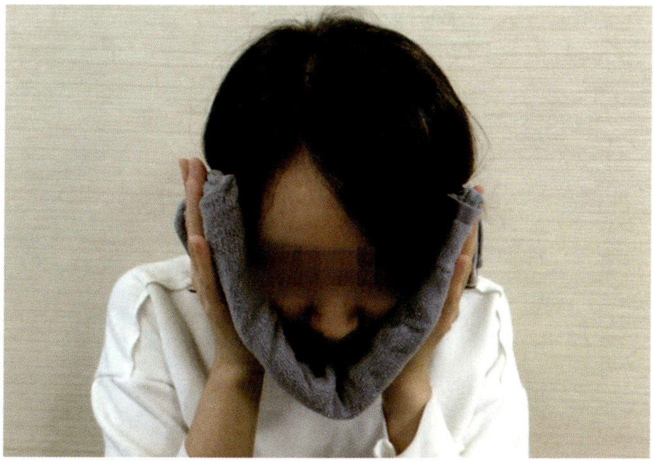

그림 1. 온열요법 시행 시 핫 팩으로 양측 저작근을 모두 감싼다.

원숭이를 대상으로 체외순환 전신 온열을 시험한 결과, 43℃에서 1시간 동안 상태가 평안하였다. 연구에 의하면 전신 가온은 41.8℃로 결론 내고 있으며 체외순환 요법에 의한 온도는 41~42℃ 온도로 3시간 이상 실시하는 것을 권고한다. 그리고 전신 가온을 실시하면 심전도의 변화를 나타내고 있으나 곧 원래의 상태로 되돌아가므로 안전성에 관해서는 문제가 전혀 없다. 일반적으로 맥박은 분당 60~70회인데 전신 가온에 따라 달리기 때와 같은 수준인 분당 130회 정도로 맥박이 상승한다. 그러므로 전신온열요법은 심장이 약한 사람을 시술할 경우에는 주의를 해야 한다. 한편 일본의 루가병원에서 시술한 49명의 환자 중 40명이 통증을 호소하였는데 전신 온열의 결과 이중 38명이 통증 완화의 결과가 나타나 90%의 통증 치료 효과를 나타내었다.

통각을 위시한 종래의 학설은 외부 자극이 이를 받아들이는 감각기관을 흥분시키면 감각신경은 몇 번의 시냅스를 거쳐서 최종적으로 대뇌피질까지 그 흥분을 전달하는데 하나의 신경 경로는 오직 한 종류의 감각 정보만 전달한다는 특이성이론(specificity theory)과, 말초 감각신경은 체성 감각과 관련이 있는 굵은 섬유(L-fiber)와 통증과 관련이 있는 가느다란 섬유(S-fiber)가 척수 교양질의 세포 및 통증 전달 세포에 작용하여 신경 기전을 일으킨다는 관문조절이론(gate control theory)이 있어, 피부 온도 상승에 의한 신체에 통증이 가해졌을 때 가한 열의 종류에 따라 통증 조절의 변화가 다르다는 사실도 발견하였다. 그러므로 고온에 따라 통증 완화의 효과도 나타나게 된다.

4) 작용 기전

표층열의 경우 0.5~1 cm 정도 하부까지 도달한다. 온도는 보통 40~45℃이다. 열전달 기전을 살펴보면 핫 팩(hot pack)의 경우는 열전도, 적외선은 열방사, 수치료 및 파라핀의 경우 열의 대류를 이용한다. 습열을 통해 피부 온도가 올라가면 피부 혈관이 확장되어 국소적 순환량이 증가하며, 또한 유해 수용성 작용을 저하시켜 프로스타글란딘, 브라디키닌 및 히스타민 등과 같은 염증성 대사산물을 신속히 제거하게 된다.

5) 종류

온열요법에는 기체를 이용하는 열기욕, 증기욕과 습열팩(moist hot pack), 적외선, 파라핀 그리고 수치료를 이용하는 방법 등이 있다. 습열팩은 친수성 재료인 벤토나이트(bentonite)로 속이 채워져 있으며 71~79℃로 온수조에서 가열된다. 가장 많이 사용하는 것 중 하나인 습열팩은 캔버스 천으로 만든 주머니 안을 이산화규소(silicon dioxide)로 채운 도구로 온수(약 74.5℃)가 들어 있는 탱크에 넣어 두었다가 꺼내서 안면부의 화상 등을 방지하기 위하여 마른 수건을 여러 겹 덮어 사용한다. 습열팩을 깔고 누울 경우 팩에서 물이 압착돼 나와 수건이 젖게 되어 화상의 위험이 높아지므로 습열팩을 아래에 두고 눕지 않도록 한다. 여러 겹 싼 수건을 증상이 있는 부위에 적용하며, 열의 투과 깊이는 0.5~1 cm 정도이다. 습열팩은 국소적인 피부 온도를 증가시키며 약 6~8분 후에 최고 온도에 도달한다. 습열팩은 근육을 약간 신장시킨 상태에서 사용하면 더욱 효과적이다.

근경련 환자에게 표면열을 적용하여 감마원심성 운동뉴런의 활성을 저하시켜 이완 효과를 발휘한다. 즉 근방추의 신장이 감소하여 구심성 자극이 줄어들기 때문에 결국은 알파운동신경의 활성이 감소하게 된다.

파라핀을 이용한 표면열 요법은 얼굴에 적용하기 적당하지 못하며 주로 손발에 적용한다. 특히 관절염이나 외상 등으로 인한 손가락 관절의 구축 등에 쓴다. 파라핀 액의 온도는 45~54℃로 온열치료 중 가장 온도가 높으나 열전도율이 낮은 파라핀과 오일의 혼합물로 구성되어 환자가 견딜 만하다.

적외선 램프 역시 안면보다는 신체 상부의 근육에 사용되는데, 환자가 습열팩의 무게를 참기 힘들어 할 때나 표피 조직이 온습포를 사용하기 위한 가벼운 접촉에도 매우 민감할 경우에 사용하는 것이 좋다. 감각저하나 인지 기능 저하 등이 동반된 환자는 화상의 위험이 있으므로 핫 팩보다는 적외선을 사용한다. 화상의 위험은 적으나 피부 건조의 위험이 더 높다. 적외선의 강도는 거리 제곱에 반비례하며 열방사의 각도가 수직일 때 가장 강도가 세다고 할 수 있다.

장기간 적용 시 교원질(collagen)이 젤라틴화되므로 모든 형태의 표면열은 대개 15~20분간 적용한다. 환자들은 종종 온열이 근육을 이완시키므로 치료 효과가 있다고 느끼기 때문에 냉각요법보다 온열요법을 더 선호하여 일반적으로 널리 시행하고 있다. 온열요법은 이완 촉진, 통증 감소, 대사 증가, 결합조직의 신축성 증가를 유도하며, 또한 운동요법을 적용하기 전에 활용되기도 한다.

6) 방법

(1) 적외선램프치료

국소적인 부위에 효과적으로 열을 가할 수 있는 램프를 사용하며 더욱 깊숙한 부위까지 열을 전달시킴으로써 혈류량을 증가시켜 근육의 긴장을 풀어주고 약제가 잘 침투되게 한다. 약 10분간 시행하며 환자가 환부를 기계에 너무 가까이 대지 않도록 한다.

(2) 파라핀치료

손이나 손목 질환에서 흔히 사용하며 특히 관절염이나 외상 등으로 인한 손가락 관절의 경축 등에 많이 사용된다.

처음 단계로 7~12회 담금(dipping)을 한다. 그다음 플라스틱이나 수건 또는 장갑 등으로 감싼 후에 20분 정도 유지한다. 그러고 나서 얇은 파라핀 막이 생기도록 몇 번 담금질을 한 후에 30분 정도 담가서 유지한다. 브러시를 사용하여 파라핀 액을 입힌 후 수건으로 감싸 두는데, 어린이나 담그기 어려운 부위인 경우에 사용한다.

적외선(램프)치료의 적용 순서

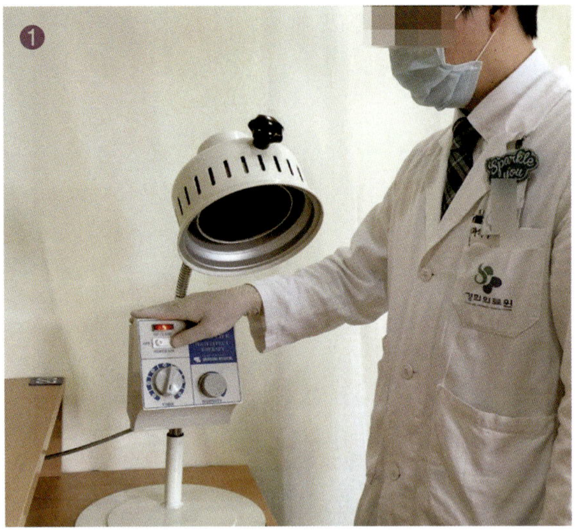

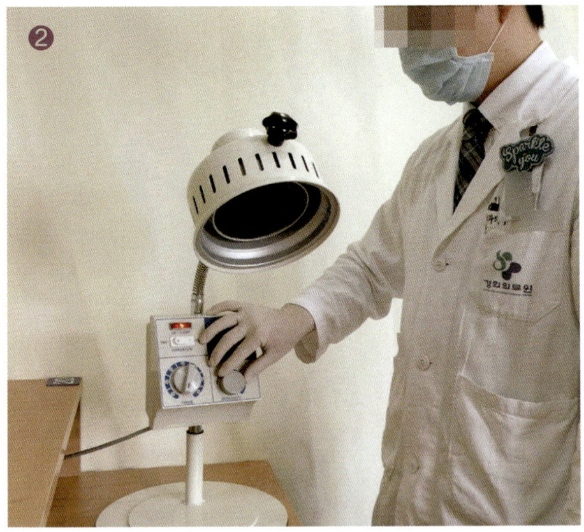

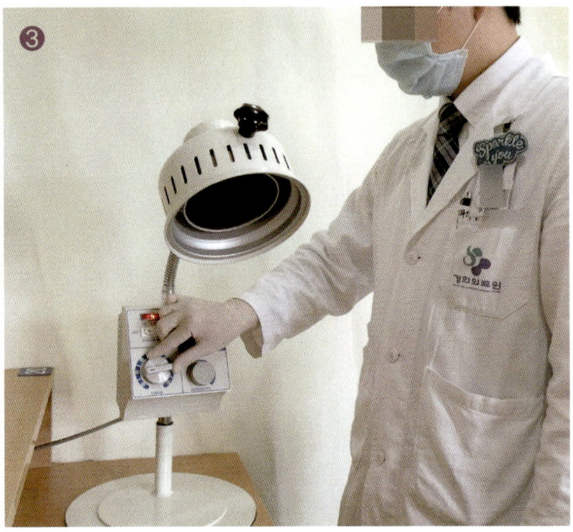

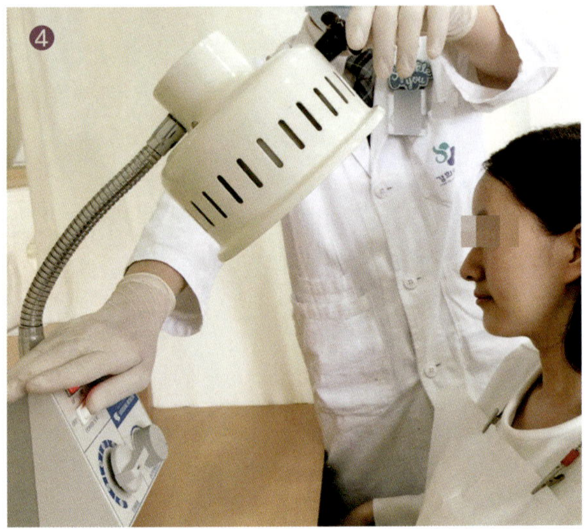

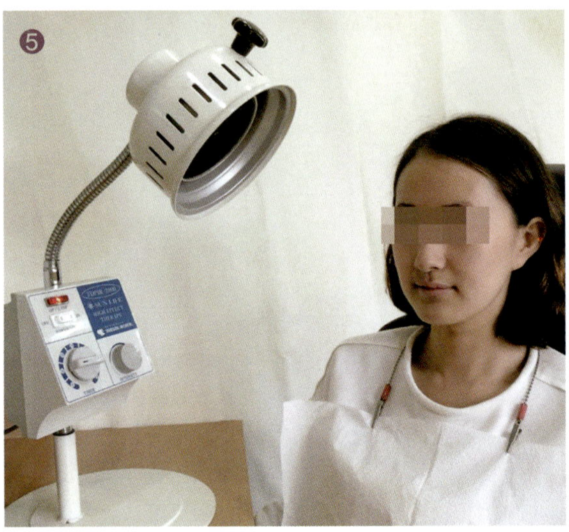

❶ 사용 전 충분히 예열한다.

❷ 적외선 램프의 강도를 조절한다.

❸ 타이머(timer)를 10분에 맞춘다.

❹ 환부에 온열이 잘 적용되도록 램프를 위치시킨다.

❺ 환자가 적외선 램프를 이용해 표면열 요법을 행하는 모습.

적외선치료기(HD-2000), 해동메디칼, 한국

2. 초음파(Ultrasound therapy)

1) 적응증

초음파의 효과 및 적응증은 진통 효과, 조직세포 사이의 유동물의 흡수 등의 효과를 위한 관절염, 염좌, 조직부착부위염(섬유염) 등과 특히 다른 곳의 금기증인 금속 삽입부이다. 초음파는 한때 광범위한 증상의 치료에 만병통치약처럼 사용되기도 하였으나 현재는 주로 심부 조직의 열을 증가시키는 방법으로 연조직 기능장애의 치료에 보조적으로 사용된다. 주로 적용되는 연조직 기능장애로는 관절낭의 경직이나 근육을 포함한 관절낭 외조직의 경축, 반흔 조직, 근경련 등이 있다. 초음파요법은 측두하악장애의 치료에서 다른 요법에 앞서 시행되거나 치료 후 국소 염증의 감소와 조직 이완을 위해 사용된다.

전반적으로 표층열과 비슷하여 각종 근골격계 질환(윤활낭염, 건염, 유착성 관절낭염, 퇴행성 관절염 등)과 통증에 널리 사용되며, 초음파는 경축(contracture)에 특히 유용하다. 강찰법(stroking)으로 인한 마사지 효과가 있고, 가장 심부까지 열이 전달되며, 단파심부투열치료(shortwave diathermy, SWD)는 초음파 보다 넓은 부위에 적용할 수 있고 노동력이 덜 들어가는 장점이 있다.

2) 금기증

초음파는 눈, 심장, 생식기, 악성 종양이 있는 부위, 감염 의심 부위, 임신부 등에는 사용하지 말아야 한다. 성장기 아이들의 골단에도 적용되어서는 안 된다. 골성장 부위에 3분 이상 계속하여 사용한 경우, 골탈회, 성장판의 손상 그리고 골성장의 지연 등에 관한 증거들이 관찰되었다. 관절을 지나치게 가열하게 되면, 결합조직을 변성시켜 콜라겐을 젤라틴으로 바꾸어 놓으며, 조직 점성을 변화시키고, 결국 탄성을 감소시켜 오히려 온열요법으로 인해 원하지 않는 결과를 초래하게 된다.

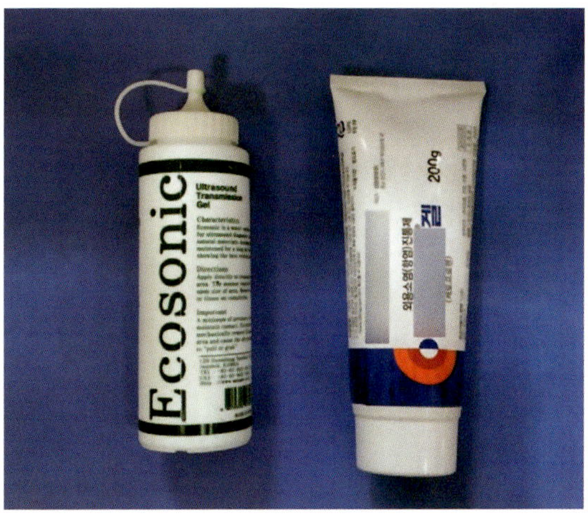

그림 2. 초음파치료에 사용되는 젤

3) 효과

초음파의 일차적 효과는 열에 의한 것으로 열에너지는 특히 콜라겐 농도가 높은 조직에 많이 흡수된다. 이러한 조직으로는 근육, 인대 및 관절낭이 있다. 피부 및 피부밑지방은 비교적 열의 흡수가 적다. 초음파 열에너지의 양과 침투 깊이는 주파수에 따라 달라진다. 보통 3 MHz인 높은 주파수에서는 투과 깊이가 약 2~5 cm까지 이르며, 에너지가 측두하악관절과 이 표피에 가까운 조직에 더 많이 흡수되고, 낮은 주파 수인 1 MHz에서는 고관절과 같은 심부의 근골격성 기능장애에 더 효과적이다. 초음파는 골조직을 투과하지 못하기 때문에 익돌근(pterygoid muscle)은 초음파요법에 별로 효과적이지 못하나, 측두근(temporal muscle)은 측두와나 구강 내의 오훼돌기에 있는 종말부에서 치료될 수 있다. 측두하악관절 부위나 안면근에는 대개 0.5~1.0 W/cm^2 의 강도로 약 3~5분간 초음파를 적용한다.

초음파의 전달은 음이 어느 매질을 통과하느냐에 달려 있다. 공기는 밀도가 떨어지기 때문에 초음파가 공기를 통과하는 데에는 어려움이 있다. 따라서 초음파의 전달 효과를 증대하기 위해서는 오일이나, 점도가 높은 젤(gel)을 피부에 바르는데 이는 중간의 공기층을 제거하기 위해서이다. 초음파는 물에서 가장 잘 전달된다. 사람의 인체는 물로 구성되어 있다. 젤 없이 사용하여도 초음파는 피부로 전달된다. 초음파 젤을 사용할 때는 좀 더 높은 초음파 효과를 기대할 수 있으나 헬스클럽, 스포츠센터 등 장소 및 때에 따라서는 젤 없이 맨살에 사용해도 무방하지만 젤을 사용하는 것이 효과적일 것으로 생각된다.

온열 상의 효과로는 연조직의 유연성이 향상되고 통증이 경감되며 근육의 수축이 줄어든다. 하지만 파열(bursting)에 의해 생긴 난류에 의해 기포가 형성되며 조직을 손상시킬 수 있다. 초음파에 의해 야기된 비대칭적 압력으로 인해 수축 가능한 물질 혹은 매질에 방향성이 없는 움직임이 형성된 것으로 응력과 조직 손상을 일으킬 수 있고, 대사 과정에 좋지 않은 영향을 줄 수도 있다.

4) 작용 기전

초음파치료기는 piezo–electric 세라믹을 사용하는데, 압전세라믹이란 압력(물리적인 힘)에 의해 전기가 발생하고, 역으로 전기(전압)를 주었을 때 기계적인 힘(진동)으로 상호 변환하는 기능성 재료이다. 압전세라믹은 이러한 에너지 상호 변환율(기계↔전기)이 70%에 달하며, 지구상에 존재하는 물질 중 아주 미약한 힘이지만 에너지 변환 효율적 측면에서 이러한 고효율의 재료는 없다고 말할 수 있는 특이한 기능성 재료이다. 초음파치료기는 아주 작은 물리적인 진동이지만 그 진동수가 높고 진동과 진동 간의 간격이 없어 피부 속으로 깊숙이 물리적 진동이 전달되기 때문에 통증 완화 치료에 상당한 효능을 발휘한다.

만약 초음파 에너지의 투여량을 증가시키고자 하는 경우에는 시간을 연장하도록 하며, 강도를 증가시키는 것은 주의해야 한다. 초음파는 지속파나 파동파의 형태로 이용되는데, 지속파는 가열이나 신장요법에 적당하며 파동파는 부종의 제거에 효과적이다.

측두하악관절과 경추기능장애의 치료 목표는 관절낭 및 관절면을 둘러싸는 조직의 신장 능력을 증가시키는데 있다. 초음파는 이들 조직의 온도를 선택적으로 증가시키기 위해 우선적으로 사용할 수 있는 치료법이다. 콜라겐이 40~45℃로 가열되면 조직 내 결합 상태가 느슨해지고 점조도가 낮아진다. 점조도의 변화는 조직의 소성변형을 가져온다. 따라서 초음파는 관절과 연조직에 수동적 신장을 하기 전이나 도중에 사용되며, 해당 조직에 열을 가하는 것은 손상의 위험을 적게 하면서 조직을 늘리는 데 크게 기여하고, 특히 경직된 관절 조직에 시용하면 상당히 효과적이다. 환자는 치료 중 손이나 설압자 등을 사용하여 측두하악 관절 부위의 연조직을 부드럽게 신장시키고 있어야 하며, 충분한 치료 효과를 위해 피부에 초음파용젤을 도포해야 한다. 레만(Lehmann)과 동료들은 약 5분간 1.0~2.5 W/cm^{2}의 초음파를 적용하는 것이 효과적이라고 주장하였으며, 다른 보고에서는 초음파와 운동요법을 함께 시행한 결과 운동 범위가 증가되었다고 보고하였다.

초음파는 조직 내 온도를 상승시키므로 결국 혈류량을 증가시키고 대사산물의 제거를 도와주며, 또한 세포막의 투과성을 증가시켜 연조직의 보다 신속한 치유를 가져온다. 커리어(Currier) 등은 초음파를 1.5 W/cm^{2}에서 약 5분간 대퇴부 신경의 측방피부분지에 적용한 결과 말초신경의 전도 속도의 감소와 함께 잠복기가 감소되었다고 보고하였다. 초음파는 피부의 투과성을 증가시키므로 피부를 통해 소염제나 진통제를 조직내로 쉽게 침투시킬 수 있으며 이러한 방법을 음파영동술(phonophoresis)이라고 하며, 자주 사용되는 약제로는 스테로이드, 살리실산, 리도케인 등이 있다. 또한 초음파는 주사된 스테로이드의 약효도 증가시키며, 압전 효과(piezo-electric effect)를 통해 골의 치유 속도를 증가시킨다.

5) 종류

심층열 치료법 중 대표적인 것이 초음파치료이며, 여러 심층열 치료법 중에서 초음파치료가 가장 깊은 곳까지 열이 도달하여 엉덩이 관절과 같은 깊은 구조물의 치료에 유용하다. 그 외에도 극초단파(microwave), 단파심부투열치료(shortwave diathermy) 등이 있으나 최근에는 초음파로 많이 대체되었다.

초음파는 0.8~1 MHz의 주파수를 이용한다. 초음파의 속도는 공기 중에서 초당 340 m 정도이고 수중에서는 초당 약 1,500 m이므로 초음파의 파장은 수중에서 0.15 cm, 공기 중에서는 0.034 cm가 된다. 초음파 발생은 수정(crystal)의 역압전 효과(reverse piezo-electric effect: 전기의 힘으로 수정을 수축 또는 팽창시킴으로써 진동시키는 효과)를 이용하는데, 반사, 굴절, 흡수, 산란 등의 물리적 성질을 가진다. 특히 공기 중에 잘 흡수가 되어 에너지 전달이 나쁘고 수중에서는 흡수가 잘 되지 않아 에너지 전달 효율이 높다.

초음파치료는 직접 접촉법과 간접 접촉법이 있다. 직접 접촉법은 초음파 도자(head)를 피부에 직접 접촉하는 방법으로 이때 매질을 사용하여 도자와 피부 사이에 공기가 들어가지 않도록 한다. 간접 접촉법은 뼈돌출부나 감각이 예민한 부위 등은 물속에서 치료하는 방법으로 물속의 기포 제거를 위해 끓인 물을 사용한다. 도자를 움직이는 방법도 고정법과 이동법이 있으며 그때마다 치료 강도가 다르게 된다. 치료기는 초음파와 저주파를 동시에 사용하는 것과 초음파만을 사용하는 것이 있다. 초음파치료는 뼈에 많은 열을 발생시키며 온열 효과, 기계적 효과(혹은 미세마사지micromassage 효과), 화학적 효과가 있는데 온열 효과도 결국 기계적 효과에 의하게 된다. 젤(gel)을 사용하여 피부에 도포하여 부드럽게 움직인다.

6) 방법

젤을 함께 사용하며, 정지된 상태로 시행했을 때 정재파(standing wave)와 열점(hot spot)이 생길 수 있어 1~2 cm/s의 속도로 천천히 25~100 cm^2의 면적에 원형 또는 한 방향으로 움직이는 방법으로 주로 시행한다. 초음파 강도는 3.0 W/cm^2를 초과하지 않는 강도로 하며, 일반적으로 0.5~2.0 W/cm^2의 강도로 5분 전후 동안 시행하는 것이 권장된다.

초음파치료의 적용 순서

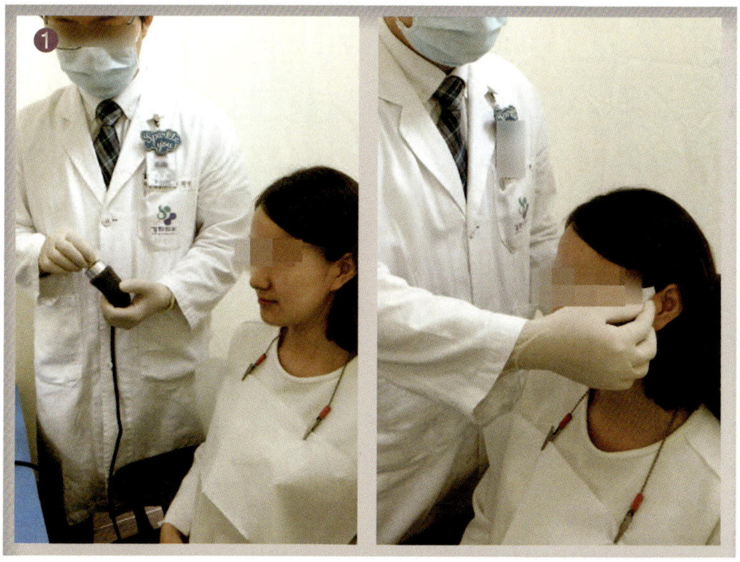

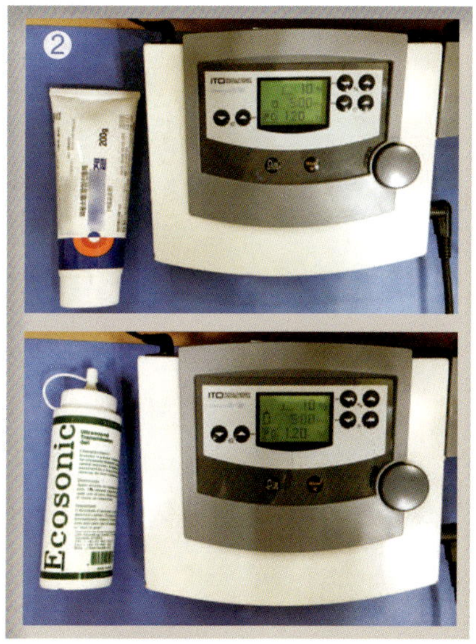

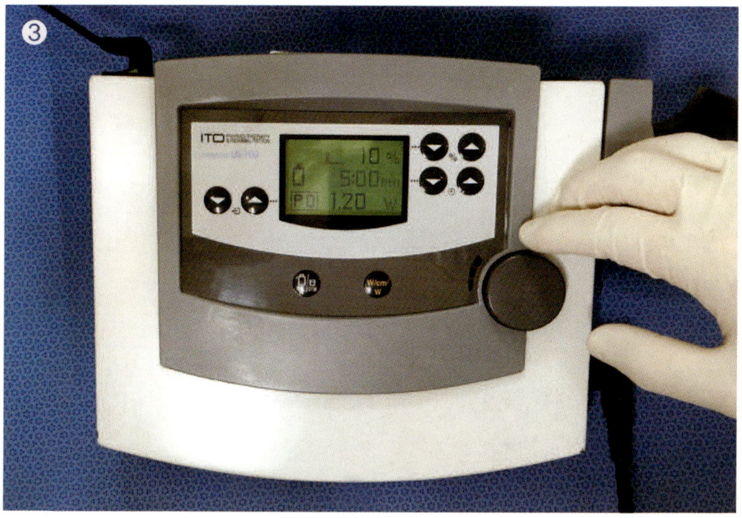

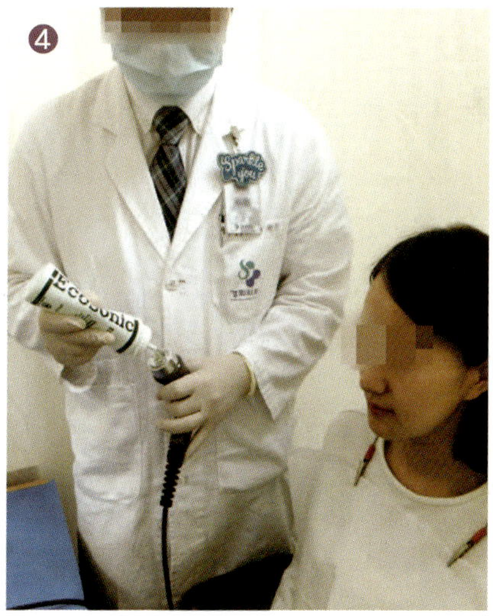

❶ 초음파 기기의 도자 및 해당 환부를 알코올 스펀지로 닦는다.

❷ 기기의 모드(mode)를 사용하는 젤의 종류에 따라 변경해 준다.

❸ 젤을 초음파 기기 도자의 접촉면에 적당량 발라 준다.

❹ 기기의 출력을 1.20 W로 다이얼을 돌려 맞춘다.

❺ 도자의 접촉부가 환부에 정확히 밀착되게 하여 5분 동안 작은 원을 그리듯 문질러 준다(정확하게 밀착하여 진행할 때에만 시간이 흐르면서 기계가 작동한다.).

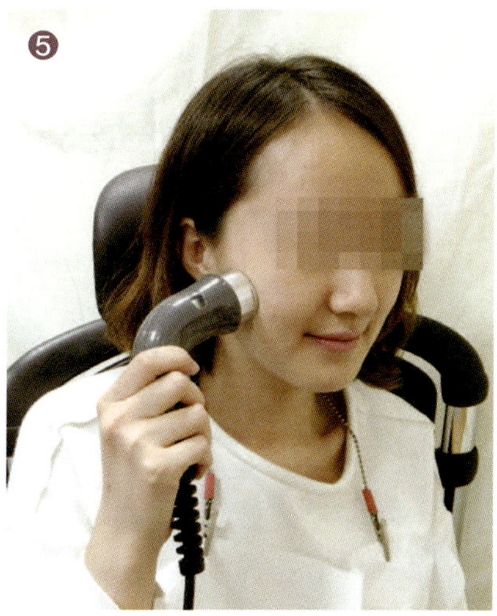

Therapeutic ultrasound US-100, ITO co. LTD. 일본

그 밖의 온열요법

[TM SONO+]

❶ 초음파 1 MHz는 피부 표면에서 약 5 cm 정도 투과되며, 초음파 3 MHz는 피부 표면에서 약 1.5 cm 정도 투과된다. 초음파는 진동수가 높을수록 피부 표면에서 깊이 흡수되지 않기 때문에 통증 부위에 따라 1 MHz와 3 MHz를 구분해서 사용한다. TM Sono+는 크리스털 초음파 진동소자 1개로 1 MHz와 3 MHz가 변환 출력되어 환자의 통증 부위별로 선택 적용이 가능하다.

❷ 초음파와 중주파(4,000 Hz)가 2초 간격으로 교차 출력되어 안정된 치료의 효과를 낼 수 있다.

❸ 초음파 치료 시 최고 40℃ 열 자극으로 경피 조직의 모공을 확대 이완시키면서 초음파 자극과 중주파 자극으로 경피와 심부를 고루 치료할 수 있다.

a

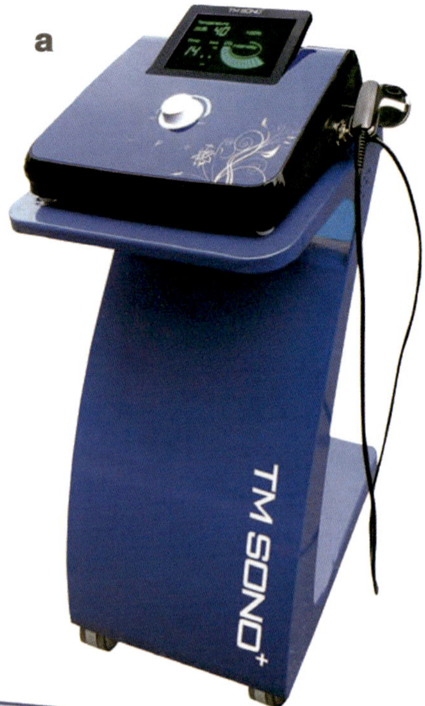

b

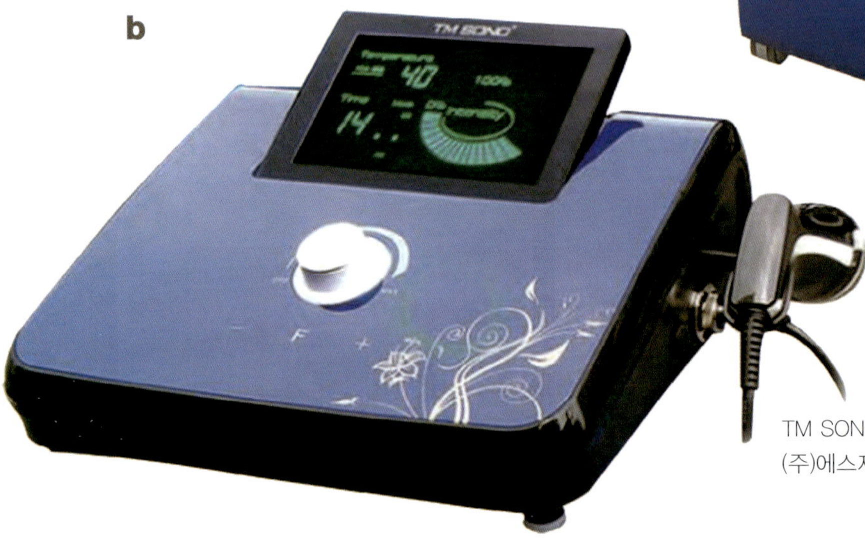

TM SONO+ (CHD-3000), (주)에스제이글로벌, 한국

■ TM Sono+ 악관절 건강보험 요양급여 비용

분류	치료 코드	분류 번호	성능	기능
표층열요법	U2381	차38가	온열	최고 40℃ 온열 기능
심층열요법	U2381	차38가	초음파	1 MHz-악관절 주변(목, 어깨) 치료
				3 MHz-악관절 치료
경피적 전기 신경자극요법	U2382	차38나	중주파	4,000Hz 부드러운 경피전기자극

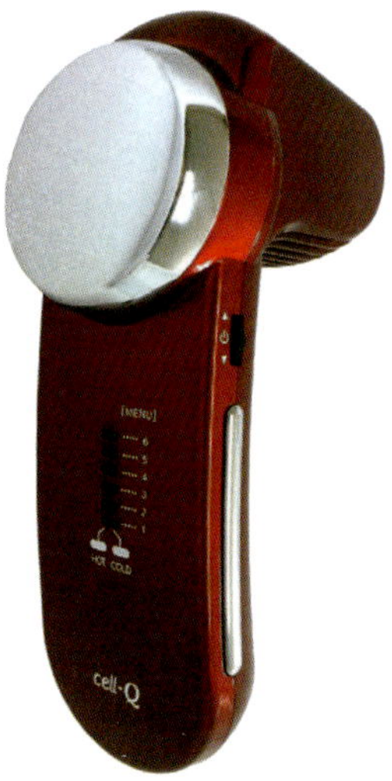

Cell-Q, (주)에스제이글로벌, 한국

[Cell-Q]

❶ 4,000~10,000 Hz 주파수 영역대의 중주파는 근경련 및 관절 경직을 감소시키고 통증을 완화하며 신진대사를 원활하게 한다. 피부 표면에서만 자극적으로 느끼는 저주파와는 다르게, 중주파는 통증을 제어하는 기본이 되는 파형대를 형성하기 때문에 신진대사를 높임으로써 혈액량 증가를 가져오는 효과가 있다. Cell-Q는 중주파, 온열 및 냉각 3가지 기능으로 선택 치료가 가능하다.

❷ TMJ 부위에 온열 치료를 통해 신진대사 증진, 혈관 확장, 순환 증진, 동통 경감의 효과를 낼 수 있다.(온열 모드 38℃)

❸ 염증을 동반한 TMJ 부위의 통증은 냉각치료를 통해 염증 감소, 심경전도속도 감소, 혈관 수축, 동통 경감, 출혈 감소의 효과를 낼 수 있다(냉각 모드 -5℃).

❹ 냉각 모드는 발치 후 또는 임플란트 시술 후에도 유용하게 사용할 수 있다.

■ **Cell-Q 악관절 건강보험 요양급여 비용**

분류	치료 코드	분류 번호	성능	기능
표층열요법	U2381	차38가	온열	최고 38℃ 온열 기능
경피적 전기 신경자극요법	U2382	차38나	중주파	4,000Hz 부드러운 경피전기자극

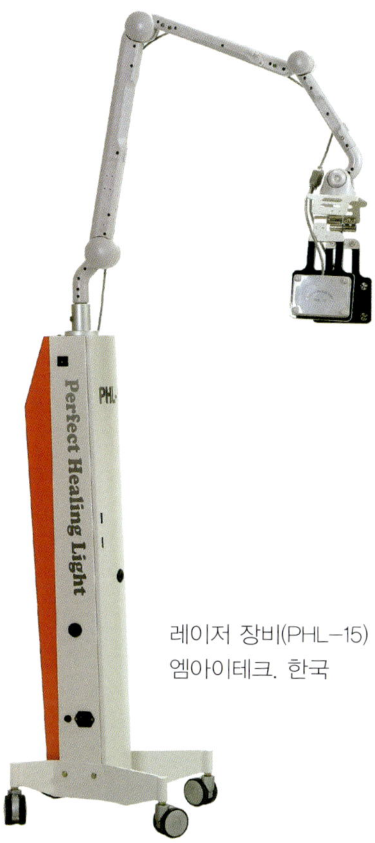

레이저 장비(PHL-15)
엠아이테크, 한국

[레이저 장비(PHL-15)]

❶ 레이저 빛의 파장은 세포 내에 에너지원의 공장 역할을 하는 미토콘드리아와 그 에너지의 저장 창고 역할을 하는 아데노신3인산(ATP)의 생산을 자극하여 혈액 순환, 항균 작용, 면역력 강화를 촉진시켜 준다. 또한 적외선 빛의 파장은 미토콘드리아까지 에너지가 흡수되어 세포 자체를 재생하고 치유하는 효과가 있다. 레이저 장비(PHL-15)는 발광다이오드(LED)와 레이저다이오드(LD)가 결합된 기기로, 생체치료의 파장대를 갖고 있는 레이저 빛을 이용해 통증 완화를 목적으로 하고 있다.

❷ GaAs, GaAlAs 두 가지 매질의 레이저 5개가 삽입되어 있다. GaAs는 관절, 척추, 허리나 근 근육 등의 깊은 부위 손상에 효과적이며 GaAlAs는 얕은 부위의 힘줄이나 근육에 효과적이다(파장대 660 nm).

❸ 99개의 적외선 LED는 붉은 빛의 열기를 이용해 피부 속 혈관을 확장시켜 환부를 치료한다.(파장대 620 nm)

■ **레이저장비(PHL-15) 악관절 건강보험 요양급여 비용**

분류	치료 코드	분류 번호	성능	기능
표층열요법	U2381	차38가	적외선	열치료
재활저출력 레이저요법	U2383	차38다	저출력	레이저 빛을 이용한 복합 자극

3. 냉각요법(Cryotherapy)

1) 적응증

급성 손상을 받은 후 처음 수 시간 동안은 얼음 등으로 냉각시키는 방법이 전통적으로 널리 쓰여 왔다. 현재에도 냉각요법은 외상이나 수술 직후에 가장 많이 쓰인다. 냉각요법은 급성뿐만 아니라 아급성, 심지어는 만성의 기능장애에서도 급성에서와 마찬가지로 효과를 볼 수 있다. 온열이 혈관 확장과 부종을 초래하여 관절 내 자극을 증가시키고 통증을 증대시킬 수 있을 경우에는 냉각요법이 측두하악관절 부위 통증의 선택적 치료법으로 적용되어야 한다. 냉각요법을 할 시에는 일반적으로 얼음 팩, 얼음 마사지 또는 냉각 스프레이 등이 사용되고 있다.

2) 금기증

냉각요법은 레이노증후군, 한냉 담마진, 한냉 글로불린혈증 및 간헐적 한냉혈색소뇨증을 가진 환자에게 사용해서는 안 된다. 3차신경통이나 포진 후 3차신경통을 보이는 환자도 과민 반응과 함께 감각 소실성 통증증후군을 나타낼 수 있다. 고혈압이나 순환장애를 가진 환자, 개방창상, 찬 것에 대해 예민한 환자에게 적용할 경우에는 피부가 지나치게 창백해지거나 얼지 않도록 주의해야 한다.

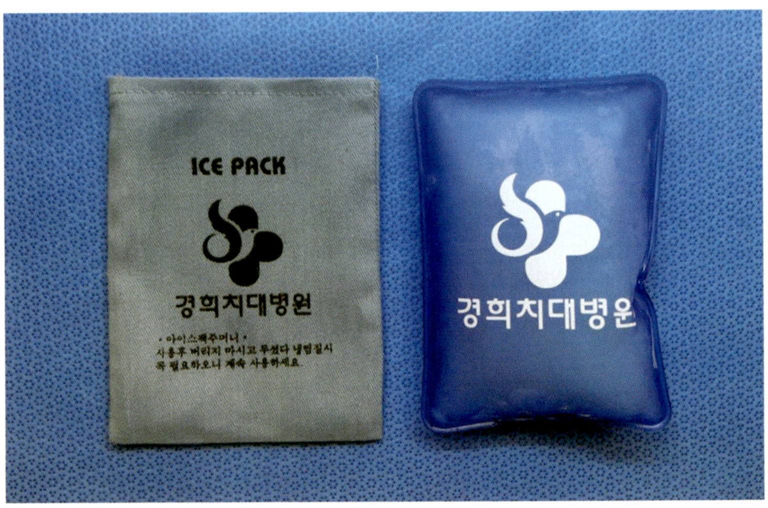

그림 3. 초음파치료에 사용되는 젤

3) 효과

냉각요법은 혈관 축소, 대사 저하, 부종 감소, 국소 염증 반응의 최소화, 두통 감소, 근경련의 감소 및 국소적 마취 효과로 인한 통증의 감소 효과를 나타낸다.

4) 작용 기전

생리적 기전으로는 반대 자극과 진통 작용을 들 수 있다.

(1) 반대 자극

반대 자극 기전에 따르면 냉각을 시키면 피부혈관이 축소되어 대사 작용이 저하되고 열 손실이 줄어들게 되며, 이에 따라 피부의 열감 수용기가 자극되어 교감신경의 반사적 흥분을 초래하고 나아가 전시적인 피부혈관의 축소가 뒤따른다. 그 후에 열을 가하게 되면 해당 부위에 혈액이 충만해지는 것을 돕기 위해 혈관 확장이 일어난다. 확장에 의해 혈액이 분출하게 되면 정맥혈의 순환이 증가하고 결과적으로 외상을 받은 부위로부터 삼출액의 제거가 용이하게 된다.

얼음 팩 적용 순서

❶ 얼음 팩을 얼음 주머니로 싸서 사용하며, 적용 방법은 경련이 있는 근육의 피부를 근섬유의 주행 방향에 평행으로 왕복하면서 서서히 문질러 해당 부위를 냉각시킨다.

❷ 얼음을 시용할 때는 해당 부위가 차갑고 후끈거리며 결국 마비된 느낌이 들 때까지 계속하여야 하는데, 보통 5~7분간 적용한다.

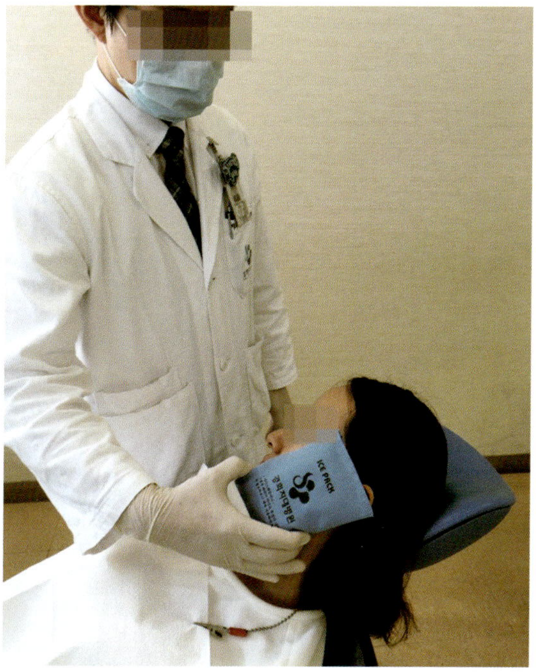

커볼드(Cobbold)와 루이스(Lewis)는 개의 무릎 관절에 10분간 얼음 팩을 적용한 결과 56%의 혈류 감소가 관찰되었으며, 얼음을 제거하고 약 25분 후 혈류가 정상적인 상태로 되돌아왔다고 보고하였다. 무어(Moore)는 냉각치료와 운동요법의 병용은 혈액순환을 증가시켜 노폐물을 제거하고 재활 기간을 단축시키는 데 도움이 된다고 보고하였다.

(2) 진통 작용

진통 작용의 기전은 말초 신경 부위를 냉각시키면 신경 전도 속도와 시냅스에서의 활성이 감소되어 결과적으로 통증 역치를 증가시키게 된다. 신경섬유는 직경과 유수화 정도에 따라 냉각에 대한 감수성이 다른 것으로 생각되며, 작은 직경의 유수섬유 또는 유해 수용성 섬유는 냉각에 대한 감수성이 보다 큰 반면, 작은 직경의 무수섬유는 가장 적게 반응하는 것으로 보고되고 있다. 또한 냉각 시간이 길어질수록 온도와 전도 속도가 더 감소된다. 잔켈(Zankel)은 5분간 팔꿈치에 얼음을 적용한 결과 10명 중 8명에서 운동 신경의 전도 속도가 6% 정도 감소되었으며 15분 이내에 정상으로 돌아왔다고 보고하였다. 그러나 리(Lee) 등은 긴 시간 적용한 경우에는 더 많은 시간이 지나서도 정상으로 회복되지 않았음을 보고하였다. 약 20분간 요골 신경에 얼음 팩을 적용한 결과 29.4%의 전도 속도의 감소가 있었으며, 얼음을 제거하고 30분이 경과된 후에도 여전히 전도 속도가 8.3% 감소된 상태를 유지하였다고 보고하였다.

경추와 측두하악관절 부위에서 연조직 손상의 1차적 원인은 근경련을 초래하는 과도한 근긴장에 있다. 따라서 냉각제의 사용은 통증–경련–통증으로 계속 반복되는 악순환의 고리를 끊어 버림으로써 근경련을 감소시킨다. 경련은 허혈을 초래하며 근육 내 혈관을 압박하고, 허혈은 조직 손상과 대사 산물의 유리, 통증 섬유의 자극 및 추가적인 통증과 근경련을 가져온다. 냉각이 중추 신경 내 통증 수용기 부위를 계속적으로 자극하면서 통증 자극과 경쟁하게 되면 결과적으로 통증과 경련의 순환을 방해하게 된다. 일단 경련이 줄어들면 신장과 수축 이완 요법을 이용하여 운동 범위와 안정 시 근육의 길이를 증가시킨다.

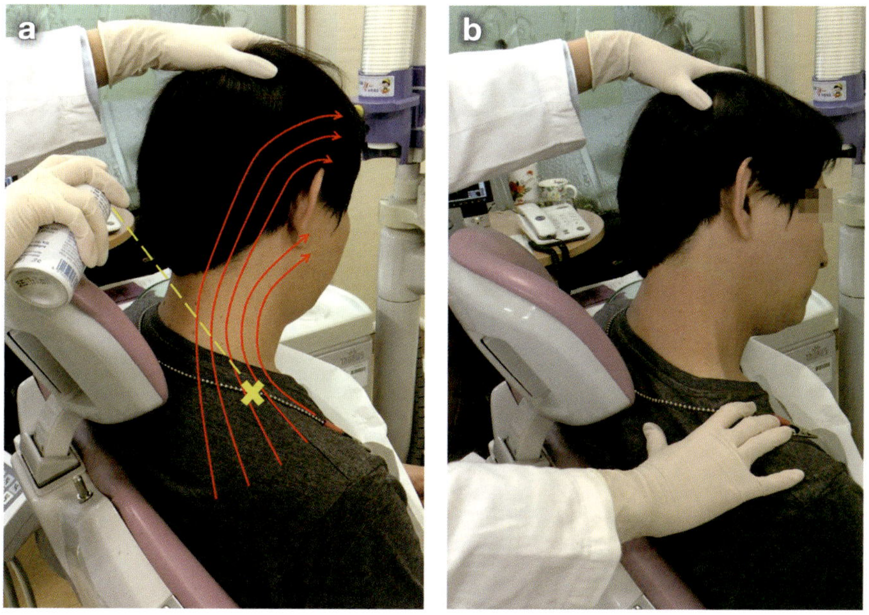

그림 4. 분사신장요법(Spray and stretch) – 승모근(Trapezius muscle) 바로 위 발통점의 이완

a. 편안한 자세로 앉아 있는 환자는 지지를 위해 오른팔을 베개 위에 놓는다. 술자는 환자가 치료 받는 근육으로부터 머리를 멀리 자발적으로 기울일수 있도록, 해당 근육의 방향으로 부드럽게 얼굴을 돌릴 수 있도록, 경추가 굽혀지지 않은 상태로 머리를 고정시킬 수 있도록 안내하고 지지하는 동안 먼저 분사 패턴(붉은색 화살표 방향)처럼 기화 냉각 분사를 연속적으로 뿌린다.

b. 환자는 다음으로 날개뼈를 외전시키기 위해 해당 쪽의 팔을 살짝 베개 쪽으로 향한다. 술자는 머리 위치를 안정화시키기 위해 왼손을 이용하고 근육의 긴장이 풀리도록 날개뼈를 측면 아래쪽으로 부드럽게 눌러 줌으로써 근육의 느슨함을 조여 준다. 등척성 범위 이완은 이완요법에 효과적인 추가 방법이다.

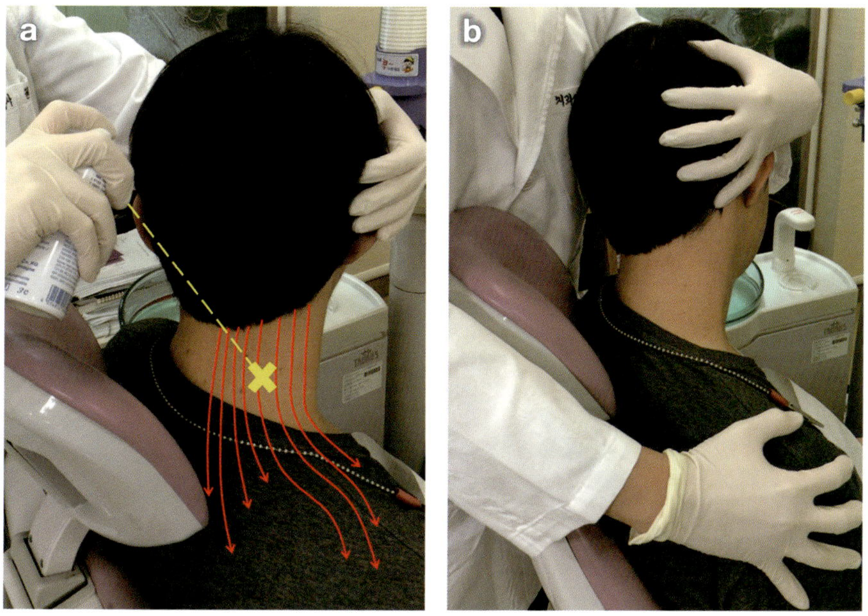

그림 5. 분사신장요법은 환자가 앉아 있는 상태에서 우측 날개뼈올림근(Levator scapulae)의 발통점을 이완시킨다.

a. 환자가 오른팔을 아래로 뻗음으로써 날개뼈올림근을 조여 주는 동안 천천히 반복 분사되는(붉은색 화살표) 기화 냉각 분사

b. 환자가 천천히 숨을 내쉬는 동안 근육이 신장되기 때문에 분사 후 즉시 발통점이 이완된다. 술자의 오른쪽 손끝은 근육을 조여 주고, 가장 수직적이고 긴 근섬유를 신장시켜 준다. 술자의 왼손이 환자의 머리를 안정화시키는 동안 날개뼈를 외전시키는 방향과 아래 방향으로 환자가 압박을 하면서 손바닥과 손가락으로 대각선의 근섬유를 신장시켜 준다.

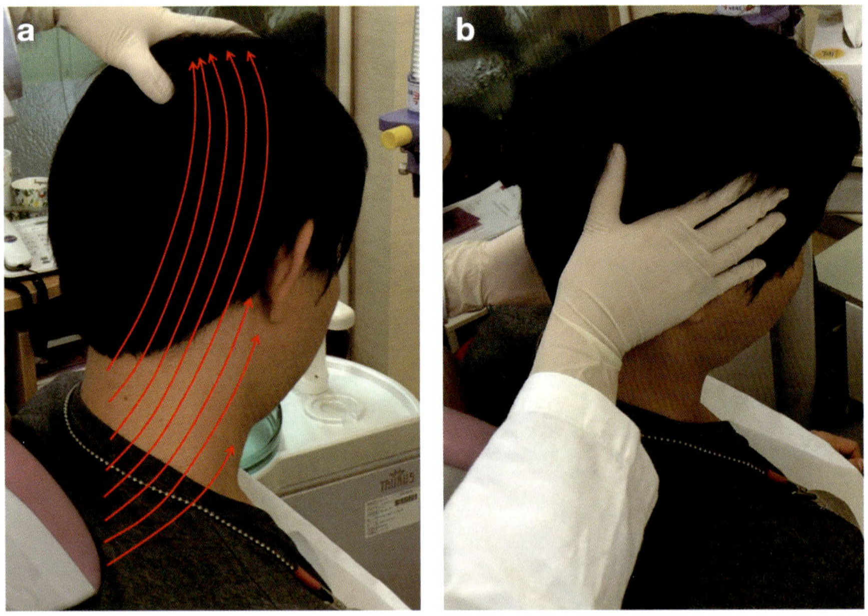

그림 6. 우측 두판상근(Splenius capitis)과 경판상근(Splenius cervicis)에 있는 발통점에서의 신장 위치, 기화 냉각 분사 또는 냉각요법의 패턴

a. 머리와 경추는 반대편으로 회전되고, 기화 냉각 분사(붉은색 화살표)를 정수리 방향으로 올라가며 뿌리는 동안 약간 신장된다. 게다가 경판상근에서 어깨의 끝까지 분사되어야 하고, 또한 눈에서 가능한 한 먼 곳에서 머리의 측면을 가로질러 적용되어야 한다(눈을 보호하기 위함).

b. 즉시 술자는 반대쪽을 향해서 머리와 목을 더욱 굽히고 회전하는 동안 위쪽으로 적용하면서 판상근(널판근, Splenius muscle)을 조여 준다. 환자가 천천히 숨을 내쉬고, 아래를 보고, 늘어난 자세로의 운동을 활동적으로 돕는 부드러운 시도가 있다면, 판상근의 이완이 증가될 것이다.

5) 냉각요법의 종류

(1) 얼음 팩

상품화된 젤 팩으로 이소프로필 알코올액이 있으며, 이 상품은 냉동실에서도 완전히 고체화되지 않아 안면의 형태에 잘 접합되기 때문에 사용하기 편리하다. 이 팩은 15분 내지 20분간 필요한 온도를 충분히 유지할 수 있다. 얼음 마사지는 발통점뿐만 아니라 근육의 복부, 건 등에도 효과적으로 사용될 수 있다. 얼음을 젖은 수건 등으로 싸서 사용한다.

● 적용 방법

경련이 있는 근육의 피부를 근섬유의 주행 방향에 평행으로 왕복하면서 서서히 문질러 해당 부위를 냉각시킨다. 얼음을 사용할 때는 해당 부위가 차갑고 후끈거리며 결국 마비된 느낌이 들 때까지 계속하여야 하는데, 보통 5~7분간 적용한다. 벨리츠키(Belitsky)는 피부에 15분 정도 얼음을 적용한 결과 피부 온도가 진통과 마취 효과를 나타낼 정도로 충분히 내려갔다고 보고하였다.

(2) 냉각 스프레이

비인화성이고 무독성인 플루오르메테인(fluorinethan)과 염화에틸(ethylchloride) 등의 기화 냉각제의 사용도 신장된 근육 표층과 해당 피부에 신속한 냉각을 가져올 수 있다. 기화 냉각제의 분사는 반대 자극으로 작용하여 연조직의 신장(伸長)에 보다 효과적이다. 트래블(Travell)과 시몬스(Simons)는 근막 발통점이 있는 부위나 2차적 연관통이 있는 부위에 운동 범위의 감소를 가져오는 여러 형태의 기능장애의 결과로서 발통점이 나타나는 것으로 간주하였다. 대사 작용은 증가되었으나 혈액순환이 감소된 부위에서 감작된 신경과 근육의 피로로 인해 발통점이 나타날 수 있다고 보고하였다. 발통점의 위치는 이환된 근육을 손가락으로 눌러 봄으로써 확인할 수 있다. 한편 피부, 인대와 근막에도 발통점이 있을 수 있다.

① 적응증

분사신장법은 이환된 근육을 수동적으로 신장시킨 상태에서 피부에서 약 45 cm 떨어진 거리를 유지하면서 근육 주행 방향에 30도의 각도로 기화 냉각제를 분사한다. 해당 근육의 주행 방향을 따라 한쪽 방향으로만 분사하는데, 발통점 부위에서 연관통이 있는 부위로 훑어 가면서 여러 번 시행한다. 만약 근육의 길이를 증가시키고자 하는 경우에는 근육의 전체 길이에 걸쳐 기시부에서 종말부에 이르는 방향으로 분사한다. 피부에는 초당 10 cm의 진행 속도로 적절한 간격을 두고 두세 번에 걸쳐 분사한다. 분사 후에는 신장을 시행하며, 그 후 습열을 이용하여 피부를 따뜻하게 한 뒤에 다시 분사 신장을 반복한다.

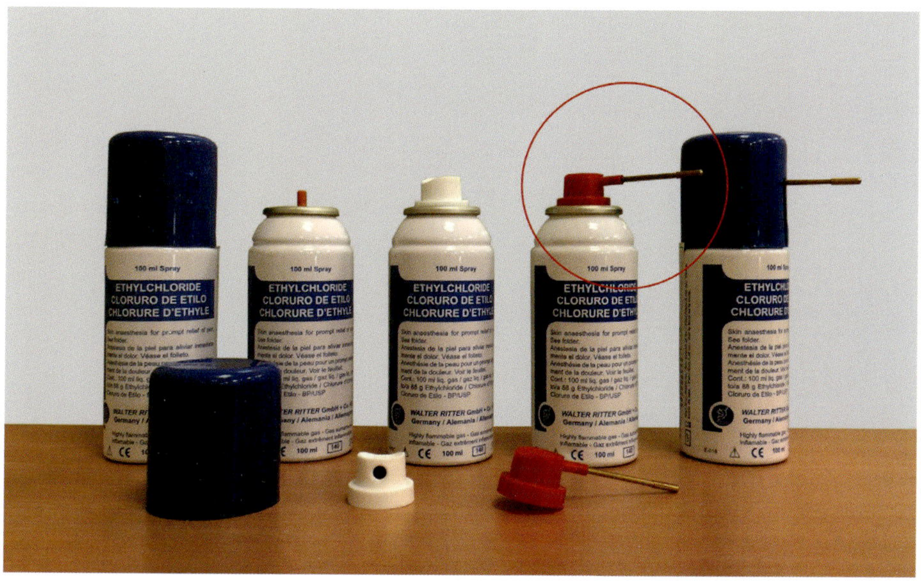

그림 7. 비인화성이고 무독성인 염화에틸(ethyl chloride) 기화 냉각제. 냉각 스프레이를 분사할 때 분사 팁(tip)을 꽂아서 사용하면(붉은 색 원), 약제의 환부 접근성이 용이하고 좁은 범위에 집중적으로 사용할 수 있다. 또한 약제의 소모가 최소화되어 효율적 치료가 가능하다.

분사신장요법 적용 순서

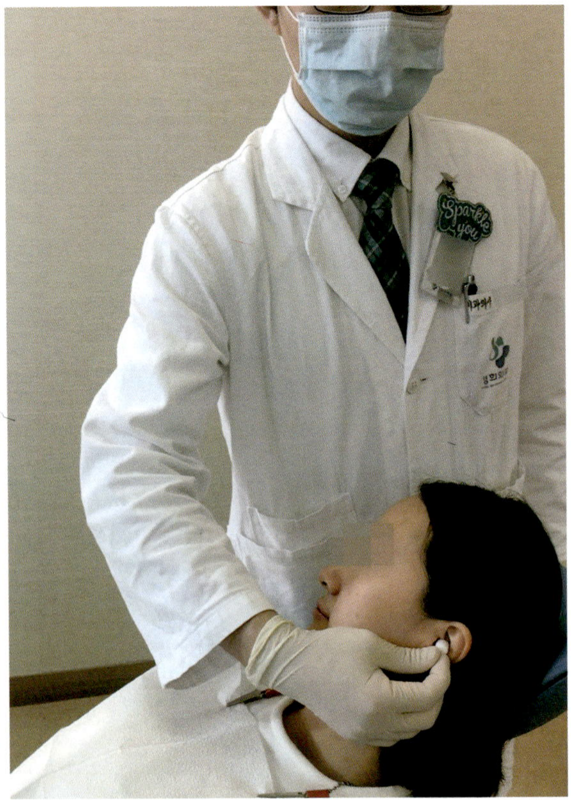

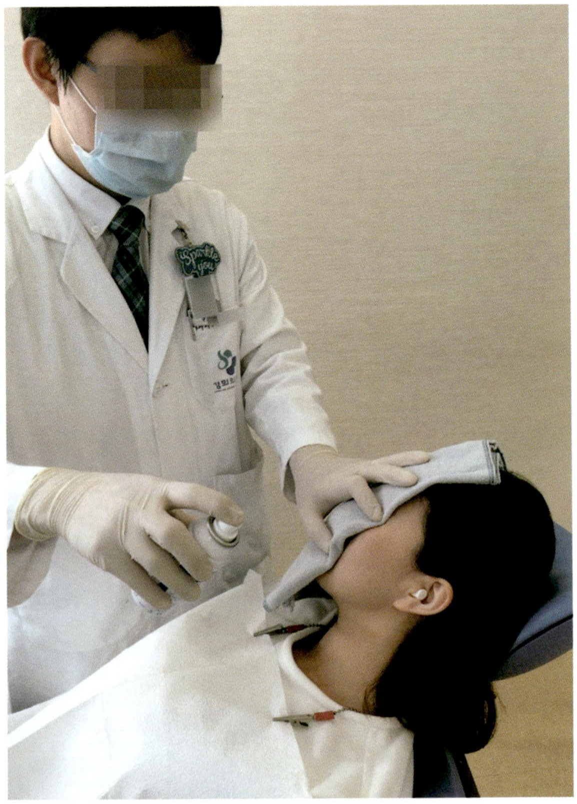

❶ 환자의 귀에 기화냉각제가 들어가지 않게 코튼-롤(cotton-roll)로 막아 준다.

❷ 이환된 근육을 수동적으로 신장시킨 상태에서 피부에서 약 45 cm 정도 떨어진 거리를 유지하면서 근육 주행 방향에 30°의 각도로 분사한다.

❸ 해당 근육의 주행 방향을 따라 한쪽 방향으로만 분사하는데, 발통점 부위에서 연관통이 있는 부위로 훑어 가면서 여러 번 시행한다.

❹ 피부에는 초당 10 cm의 진행 속도로 적절한 간격을 두고 두세 번에 걸쳐 분사한다.

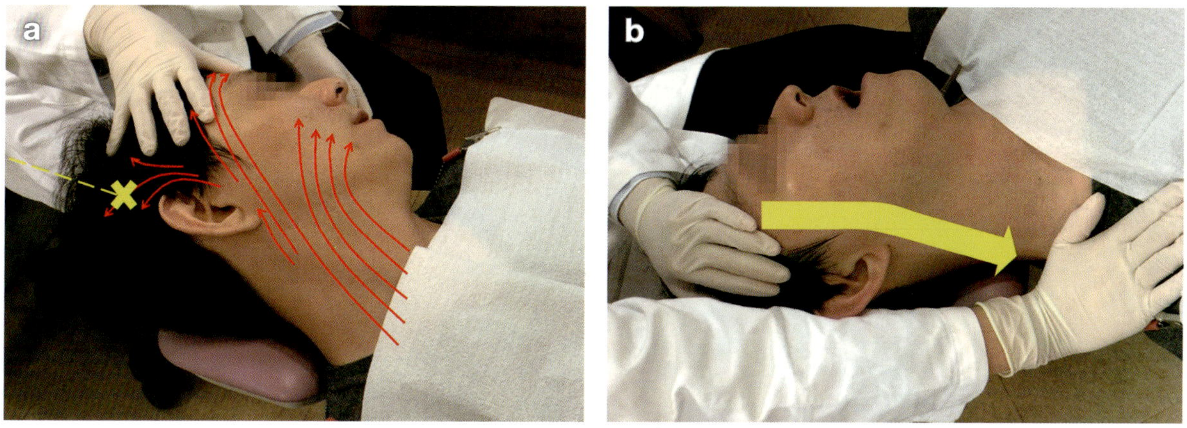

그림 8. 우측 측두근, 교근, 내측익돌근(안쪽날개근, Medial pterygoid), 광경근(넓은목근, Platysma)에 존재하는 발통점을 위한 분사 신장요법

a. 신장에 선행하여 기화 냉각 분사를 적용하기 위한 완벽한 방향(붉은색 화살표). 환자의 눈을 반드시 감게 하고 패드로 덮어 주어야 하며, 술자는 눈 주위로 분사하는 것을 피해야 한다. 분사는 환자가 통증을 느끼는 이들 네 근육들과 연관된 모든 부위를 포함해 행해져야 한다. 예를 들면 교근의 경우, 술자는 기화 냉각 분사 또는 얼음을 하악상방의 근육과 볼로부터 이마와 관자놀이를 포함한 위쪽 방향으로 적용해야 한다.

b. 분사 직후 술자는 환자로 하여금 턱을 이완시키도록 지시한 후 한 손으로(이 경우에는 왼손) 측두근을 위쪽으로 견인하여 단단히 잡는다. 술자의 반대 손은 측두근으로부터 시작해 아래 방향인 교근, 광경근으로 느리고 확고하게 아래로 눌러 긴장을 풀어주는 과정을 수행한다. 술자가 신장-이완을 유지하는 동안에 호흡과 상호 억제를 이용해 하악올림근을 더 이완시키기 위해 환자는 숨을 들이쉬고 입을 열어야 한다. 술자는 견인압박의 방향을 내측이 아닌 하방을 향하게 해야 하고, 반대쪽으로 향해 반대쪽 측두하악관절에 부하를 가하고 눌린 상태를 만드는 것을 피해야 한다.

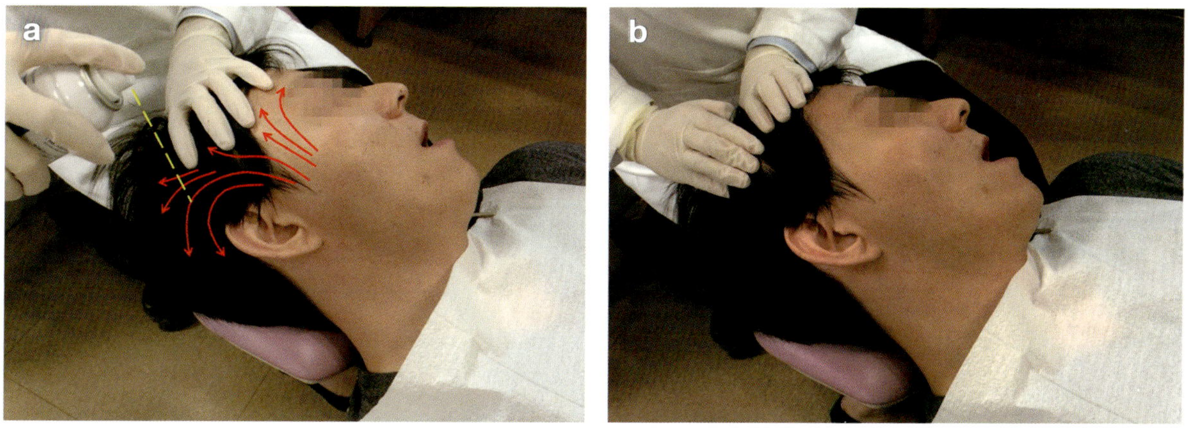

그림 9. 측두근의 분사신장요법

a. 환자가 턱의 긴장을 풀도록 한다. 술자의 왼손은 위쪽으로 당기면서 측두근을 단단히 잡고, 오른손은 주의 깊게 모든 근육, 근육의 부착점, 그것의 연관통을 포함해 보이는 방향과 같이 기화 냉각 분사한다. 한쪽에만 증상이 있더라도 분사는 양측 모두에 적용되어야 한다.

b. 분사 후 술자는 양손을 이용하여 측두근의 전방부와 후방부를 윗방향으로 당겨 수동적으로 근섬유들이 늘어날 수 있도록 한다. 그러고 나서 환자는 숨을 들이쉬고, 편안하게 입을 벌릴 수 있는 한도 내에서 입을 가능한 크게 벌려 측두근이 더 연장될 수 있도록 한다. 이후 환자는 숨을 내쉬고 입을 다문다. 신장 단계는 더 이상의 운동 범위를 얻을 수 없거나 정상적인 최대 운동 범위로 개구될 때까지 반복한다. 그렇지 않으면 그림 a에서 보이는 것과 같은 분사 단계가 반복될 수 있다.

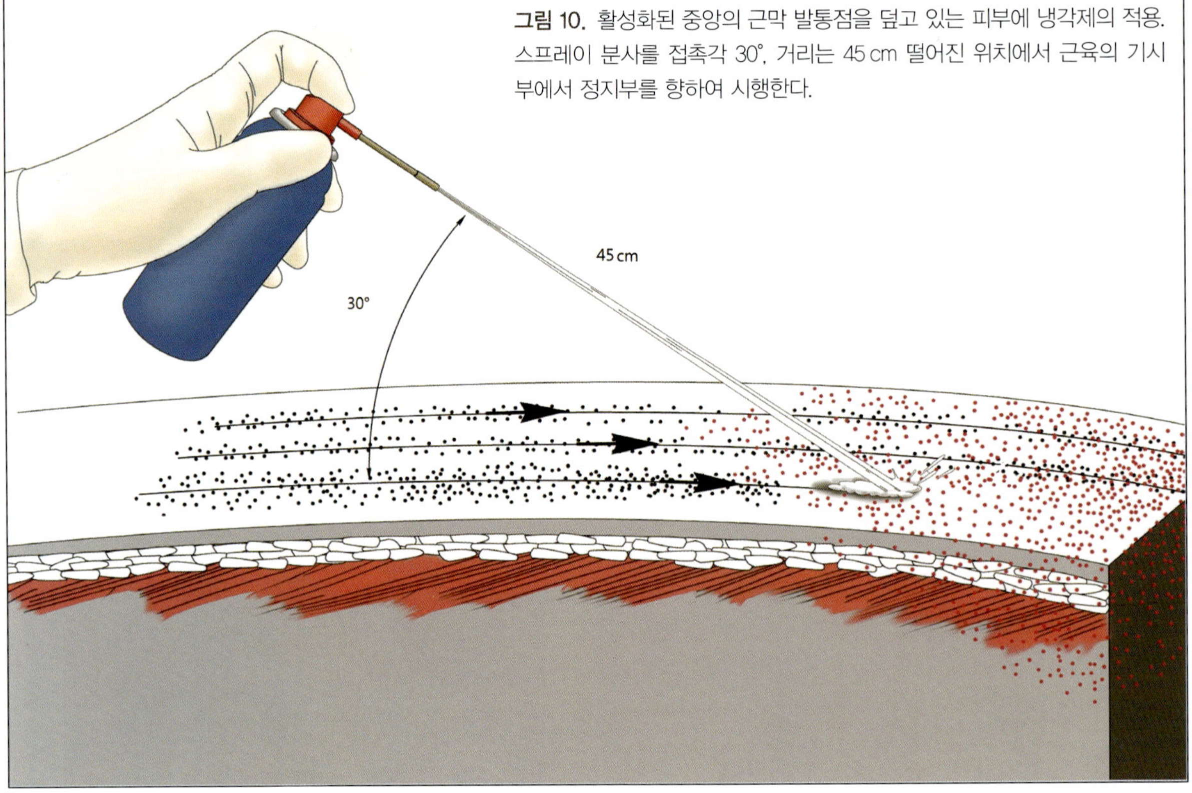

그림 10. 활성화된 중앙의 근막 발통점을 덮고 있는 피부에 냉각제의 적용. 스프레이 분사를 접촉각 30°, 거리는 45 cm 떨어진 위치에서 근육의 기시부에서 정지부를 향하여 시행한다.

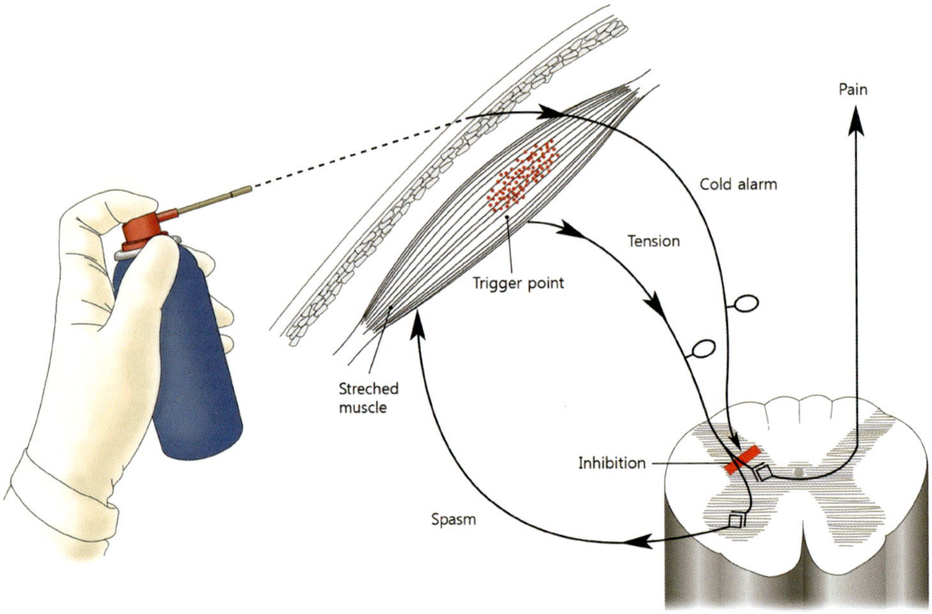

그림 11. 활성화된 중앙의 근막 발통점을 덮고 있는 피부에 적용된 냉각제의 효과를 설명할 수 있는 신경 경로의 도식적인 표현. 발통점은 근육 움직임의 범위를 제한하며, 편안한 한계를 넘어 이완하려는 근육에 통증을 일으킨다. 이러한 이완으로 인한 통증은 비자발적인 근수축을 일으켜 근육이 편안한 위치로 돌아가게 하며 발통점 기전을 자극하는 활동을 증가시킬 수 있다. 따라서 통증은 근육의 신장을 막는다. 냉각 스프레이의 적용으로 인한 갑작스런 냉 자극과 촉각 자극은 CNS에서 통증에 의한 반사 작용과 자율신경계 반응을 막는다. 이러한 통증 제어 효과는 근육에 더 효과적인 이완과 부드러운 신장을 허용한다. 더욱이 근육의 발통점에 적용된 스프레이는 감각 과민을 줄이는 역할도 하는 것으로 보인다.

② 적용 범위

이 방법에 의해 가장 효과를 많이 볼 수 있는 근육으로는 측두근(관자근, temporalis), 교근(깨물근, masseter muscle), 흉쇄유돌근(목빗근, sternocleidomastoid muscle), 사각근(scalene muscle), 승모근(등세모근, trapezius muscle) 등이 있다.

③ 작용 기전

피부의 구심성 신경섬유를 자극하여 감마 운동 뉴런의 반사 작용을 감소시키고 그로 인해 근육의 수동적 신장량을 증가시키는 것으로 보고되고 있다.

④ 주의 사항

얼굴이나 얼굴 가까이에서 기화 냉각제를 사용할 경우에는 눈을 가리며, 또한 분무를 흡입하지 않도록 주의하여야 한다.

4. 전기요법(Electrotherapy)

1) 적응증

측두하악관절의 관절장애, 근육장애 또는 구강외과 수술 후 만성 기능장애로 인하여 제한된 측두하악관절 운동 및 통증 시, 근육 경련, 아관긴급, 운동 근육의 수의적 조절이 상실된 경우 및 부종에 적용할 수 있다.

2) 금기증

고전압갈바닉자극, 이온영동요법 및 경피성신경자극을 포함하는 모든 형태의 전기적 자극은 피부 개방창, 감염 및 감각 이상이 있는 부위에 사용하면 안 된다. 심박 보조 조정기(cardiac pacemaker)를 사용하는 환자, 심장 병변 부위, 악성종양 부위, 급성 염증 부위, 뇌 부위, 눈 부위는 금기이다. 임신 중의 안정성에 대해선 아직까지 입증되지 않았다.

3) 효과

전기 자극이 통증의 감소, 부종의 저하, 근경련의 감소 및 측두하악관절장애와 연관된 염증이나 대사 이상의 감소를 위해 효과적으로 사용될 수 있는 보조적인 방법으로 증명되었다.

4) 작용 기전

전통적인 전기요법은 직류와 교류를 이용하여 인체에 유용한 생리적 반응을 유발시켜 질병 및 손상을 치료하는 기술이며 과학이다. 직류는 평균 전류로써 사용되었으며, 교류에는 저주파 전류, 중주파 전류, 고주파 전류가 포함되어 의료에 사용되었다.

오늘날의 전기요법은 다양한 형태의 전류를 이용한 치료로 발달하였다. 인체에 적용되는 전체적인 혈류량은 줄이고, 생리학적 반응을 증가시키는 미세 전류 치료와 신경근 전기자극 치료, 기능적 전기자극, 고압 맥동 전류 등을 이용하여 신경근 치료, 통증 치료, 근 재교육, 근력 강화, 근이완, 혈액순환 촉진, 상처 치유 촉진, 부종 완화, 경련 완화, 관절 가동 범위 증가 등 다양한 분야에 활용되고 있다.

전기치료 기기도 전자 기술과 과학의 발달로 인하여 모양과 형태가 대형으로부터 휴대가 간편한 초소형으로 바뀌고, 각종 계기는 아날로그에서 디지털로 발달하였다.

1965년 로널드 멜잭(Ronald Melzack)이 통증에 관해 관문조절이론(gate control theory)을 발표하면서 전기요법에 사용되는 기구들에 대한 관심이 증가하였다. 그 이후 전기 자극이 통증의 감소, 부종의 저하, 근경련의 감소 및 측두하악관절장애와 연관된 염증이나 대사이상의 감소를 위해 효과적으로 사용될 수 있는 보조적인 방법으로 증명되었다. 현재 전기요법은 연조직과 신경계 구조물에 대한 치료 시 중요한 역할을 담당하고 있다.

5) 관문조절이론(Gate control theory)

관문조절이론은 생리학에 바탕을 두고 있지만 통증 지각의 감각적 측면과 심리적 측면을 모두 설명한다. 또한 감각 입력에 영향을 미치는 중추 통제 기제 및 그것에 의해 영향을 받는 기제를 가정함으로써 통증의 인지적 측면의 영향을 설명한다. 척수에는 통증을 조절하는 '개재신경세포'가 있어 통증을 전달하는 가는 신경(A-delta, C fiber)과 촉각을 전달하는 굵은 신경(A-beta, alpha 등)이 모두 시냅스를 이룬다. 개재신경은 척수에서 통증이 뇌까지 전달되는 중간 관문 역할을 하는데 가는 신경에 의해 문이 열리고 굵은 신경에 의해 문이 닫혀 뇌까지의 통증 정보 전달을 조절한다. 따라서 가는 신경을 따라 통증 정보가 많이 들어와도 굵은 신경이 통증 정보를 뇌로 보내는 문을 닫아 버리면 통증은 뇌로 전달되지 않게 된다.

이 개념은 1965년 멜잭(Melzack)과 월(Wall)에 의해 제시되었는데, 만성통증, 신경병변성통증, 환지통 등의 통증을 이해하는 새로운 방향을 제시하였다. 즉 신경을 자르는 것 또는 통증 부위를 절단하는 것으로 통증 정보를 없앤다 하더라도 통증을 조절하는 신경의 문이 열리면 통증이 지속된다는 통증 조절에 대한 가설이 발표된 이후 통증의학은 눈부신 발전을 하고 있다. 따라서 나쁜 통증에서는 통증을 일으키는 자극보다는 통증을 억제하는 신경계의 고장이 더욱 중요한 통증 유발 요인이라는 것을 인식하는 것이 중요하다.

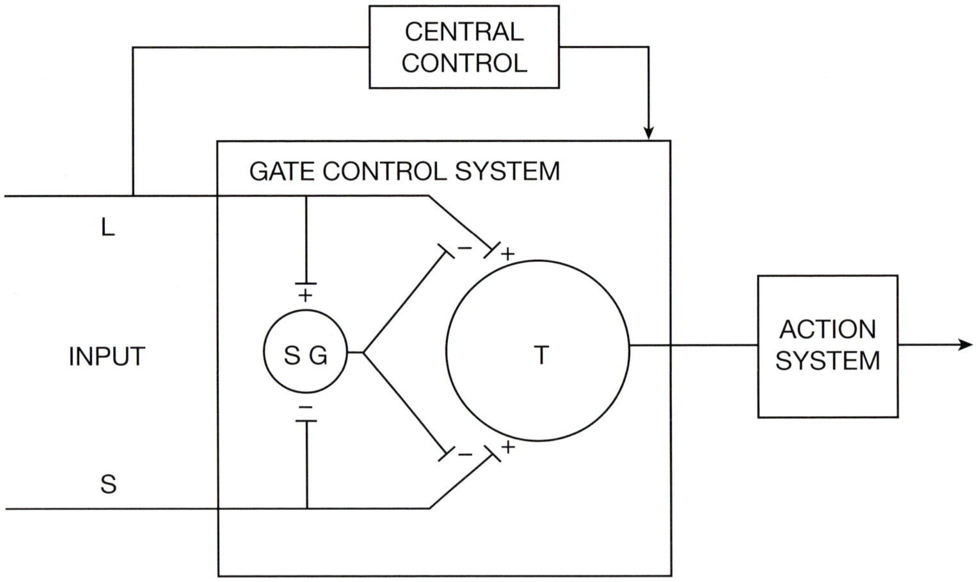

그림 12. 관문조절이론 모식도(Melzack and Wall, 1965)

관문조절이론은 감각 입력에 영향을 미치는 중추 조절 기전 및 그것에 의해 영향을 받는 기전을 가정함으로써 통증의 인지적 측면들의 영향을 설명한다. 불안, 걱정, 우울 및 상해에 초점을 두는 것은 중추 조절 촉 발자에 영향을 줌으로써 통증을 증가시킬 수 있으며, 따라서 문을 열게 만든다. 기분 전환, 이완 및 긍정적인 정서는 문을 닫게 할 수 있으며 이것이 통증을 감소시킨다. 통증에 대한 개인적 경험은 관문통제이론과 일치한다. 망치로 손가락을 다쳤을 때 많은 작은 섬유들이 활성화되며 문을 연다. 급성 통증을 지각하면 정서적 반응이 따르는데, 우리는 다친 손가락을 잡고 문지른다. 관문통제이론에 따르면, 문지르는 행위는 관문을 닫는 큰 섬유를 자극해서 작은 섬유로부터 오는 자극을 차단하고 통증을 줄인다.

관문조절이론은 또한 상해가 어떻게 지각되지 않을 수 있는지를 설명한다. 감각 입력이 심하게 활성화된 신경계로 보내지면 그 자극은 통증으로 지각되지 않을 수 있다. 테니스 선수는 경기 도중에 발목을 삐고도 흥분 및 주의 집중 때문에 급성 통증을 알아채지 못할 수 있다. 그렇지만 경기가 끝난 후에는 신경계가 다르게 활동하고 관문이 더 쉽게 열리기 때문에 통증을 느낄 수 있는 것이다. 이 이론은 보편적으로 수용되고 있지는 않지만, 통증에 관한 중요한 이론이다. 이 이론은 통증이 특정한 통증 섬유에 의해 중계된다고 하는 견해와 같은 통증에 대한 단순한 감각적 견해를 넘어서는 이론이다.

6) 전기요법의 종류

(1) 이온영동요법(Iontophoresis)

① 적응증

이온영동요법은 주사침에 공포를 느끼는 환자에서 효과적으로 사용할 수 있으며 염증성 관절이나 발통점 등으로 통증이 심한 경우나 관절 수조작을 하기 전에, 심부 조직에 대한 마사지, 삽침지혈술(acupressure) 및 전기 기기를 이용하여 진통을 얻고자 할 때 이용될 수 있다.

② 금기증

전극을 붙이는 부위는 마취되어 있거나 열상, 피부 박리, 피부 병소 등이 반드시 없어야 하며, 해당 부위에 미리 표면열이나 다른 투열 요법을 사용하는 것이 추천되기도 한다.

③ 작용 기전

이온영동요법은 전기적인 방법을 사용하여 약품을 이온화시켜 이온을 조직 내로 통과시켜 약효를 극대화시키는 치료법이다. 즉, 저전류 상태의 갈바닉(galvanic) 직류를 이용하여 경피(經皮)적으로 투약할 수 있다. 약제의 이온 용액을 동일한 이온 극성을 가지는 전극에 연결시켜 이용한다. 스테로이드, 살리실산 및 진통제 등이 염증성의 관절이나 조직에 투여된다.

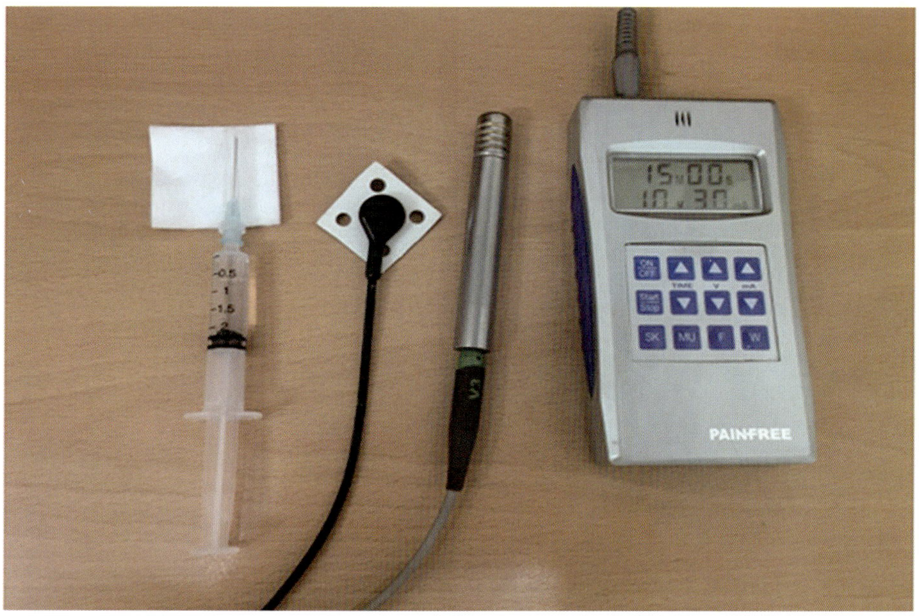

그림 13. 이온영동요법에 사용되는 기구(이온도입기 ST-2001, 살리텍, 한국)

이온영동요법 적용 순서

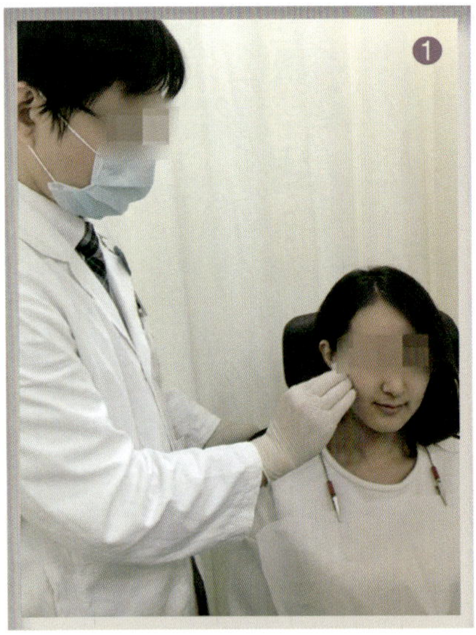

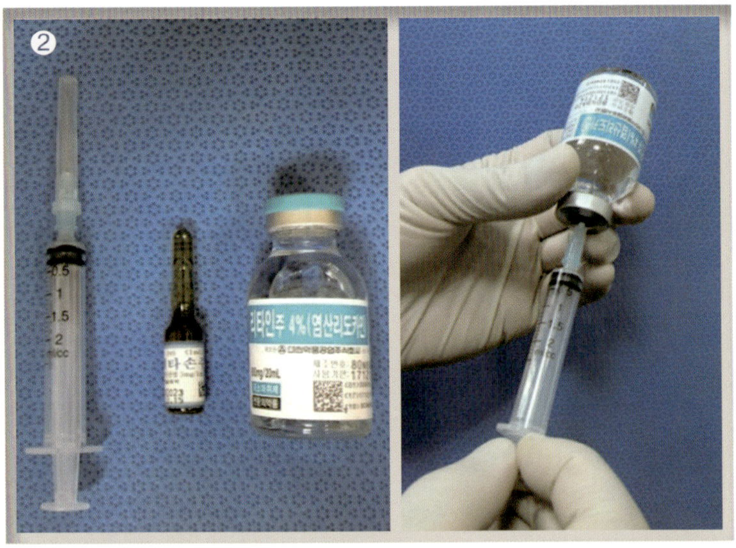

❶ 환부를 알코올 스펀지로 닦아 준다.

❷ 용액의 조제. 덱사메타손과 리도카인 용액을 1:1로 혼합해 준다(2 ml 일회용 시린지로 1 ml씩 혼합한다. 1 ml면 1회 용량으로 적당하다.).

❸ 코튼 스펀지에 덱사메타손과 리도카인 1:1 용액을 적셔 준다.

❹ 환부에 코튼 스펀지와 전극을 같이 하여 적용한 후 고정한다.

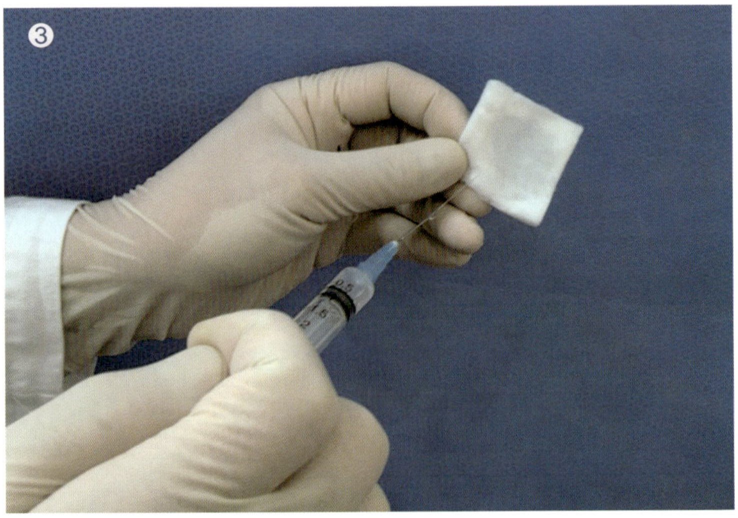

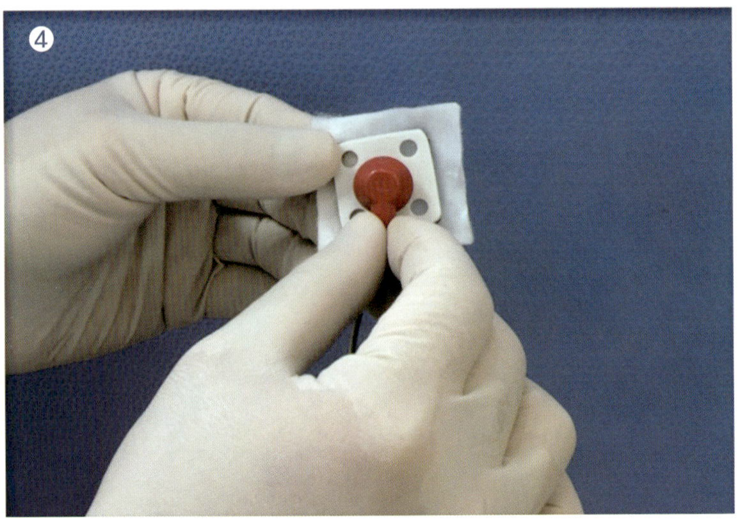

이온영동요법 적용 순서

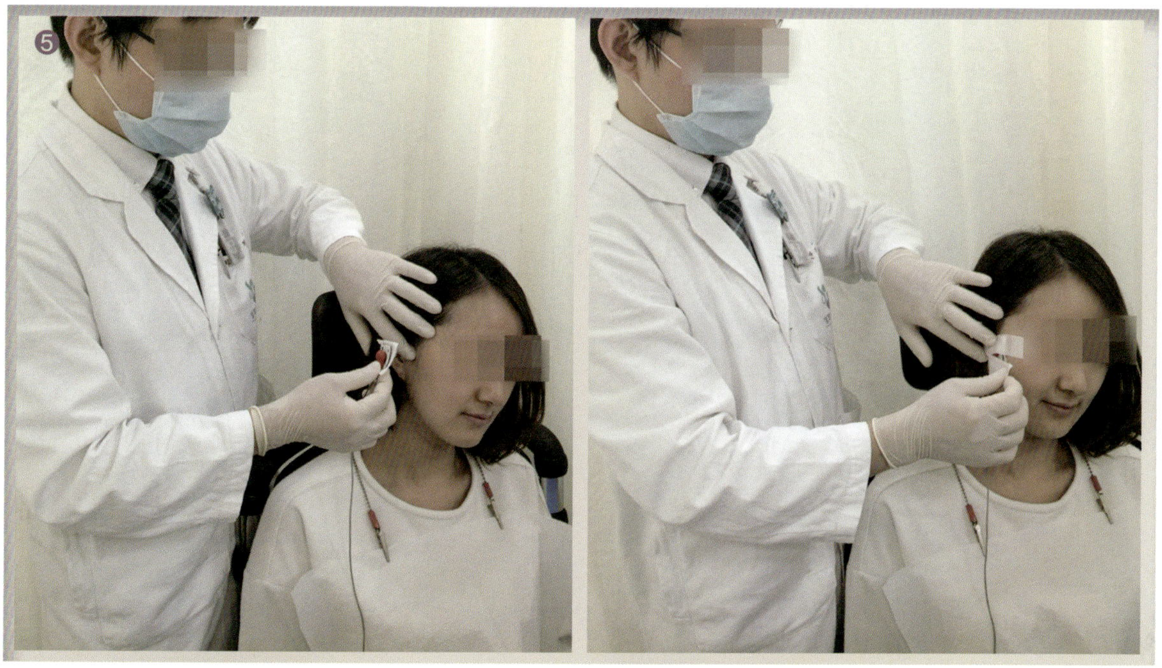

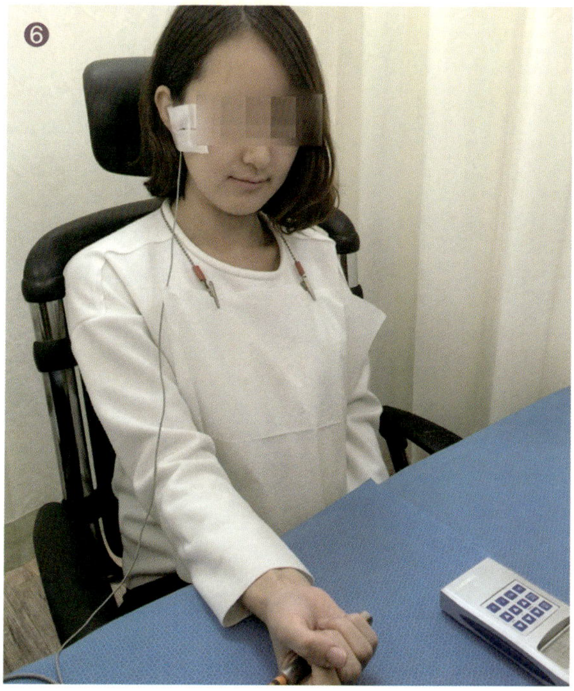

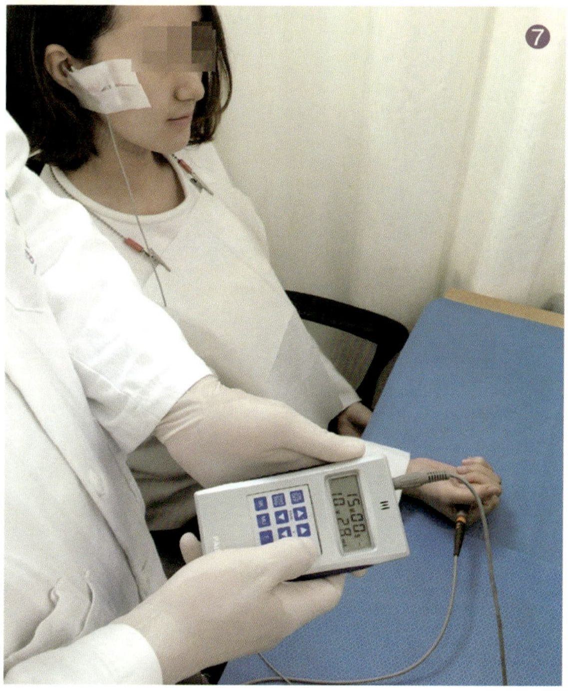

⑤ 환자의 불편한 부위에 전극을 적용한다.

⑥ 환자에게 환부와 같은 방향의 손으로 전극 봉을 쥐게 한다(전극 봉을 잡은 손은 다른 물체를 잡지 않도록 하고 반지, 목걸이 등 금속 장신구를 착용하지 않도록 금지시킨다.).

⑦ 기기의 전원을 켜고 전류를 10 V, 3.0 mA 로 전류를 조절한 후 시작한다(15분간 적용).

(2) 경피성신경자극(Transcutaneous electric nerve stimulation, TENS)

① 적응증

두개 안면부에 대한 짧은 경피성신경자극의 적용은 하악 거상근의 강한 수축을 일으켜 입을 벌리지 못하는 상태와 유사하게 된다. 이러한 결과는 도움이 되지 않으므로 적용할 때 매우 조심하여야 한다. 이런 형태는 봉합의 제거나 사소한 치과 치료를 하기에 충분한 진통을 유발시킬 목적으로 사용될 수 있다. 그러나 관절가동술은 일단 진통 수준에 도달하고 자극의 강도를 감소시킨 후에야 효과적으로 시행될 수 있다.

② 금기증

고강도 경피성신경자극의 장시간 적용은 해당 부위에 허혈을 유발시키므로 특히 수술 후 상태에서는 경피성신경자극의 사용을 제한하여야 한다. 또한 감각이 저하된 부위나 경동맥동(carotid sinus) 부위 에도 사용을 제한하여야 한다. 측두하악관절장애를 가지고 있는 외상 후 또는 수술 후 환자는 종종 부 종과 보호성 근긴장을 보이고 있다. 낮은 속도의 경피성신경자극은 느리고 규칙적인 근수축을 유발하며, 따라서 이런 환자들에게 최적 치료가 된다. 이때 최적의 주파수는 0.7~1 Hz이다.

③ 효과

멜잭(Melzack)과 월(Wall)이 통증 인지의 관문조절이론을 발표한 뒤 많은 관심을 받게 된 경피성신경자극은 통증과 기능장애의 치료에 자주 사용되어 왔으며, 급·만성 통증 치료에 모두 효과적인 수단으로 인정받고 있다. 최근에는 자가 치료에 많이 이용되며, 술자의 지시대로 잘 사용한다면 내원 치료 동안의 통증을 조절할 수 있다. 경피성신경자극은 치과 치료 이외에도 운동선수, 요통 환자, 분만 등에 이용되고 있다. 물리치료에서 경피성신경자극의 용도는 다양하여 측두하악장애의 통증 조절에 1차적으로 이용되고 있을 뿐만 아니라 측두하악관절과 경추부의 기능 회복을 촉진시키므로 초기부터 사용하면 좋은 효과를 기대할 수 있다.

신경 지배를 정상으로 받는 근육에서는 모든 저주파를 이용할 수 있으며, 저주파의 치료 목적은 경축 감소, 근기능 재교육, 관절 유착 방지, 부종 감소 등을 목적으로 한다. 다시 말해, 근위축을 예방하거나 감소시키고, 근섬유의 신축성 증가 등을 목적으로 하며, 신경을 재생시킬 목적으로 사용되지는 않는다. 통증만을 완화시키기 위해서 경피신경자극치료기를 사용한다. 이 치료기는 관문조절이론의 학설을 근거로 통증을 완화시키며 근육이 흥분될 정도로 자극해서는 안 된다.

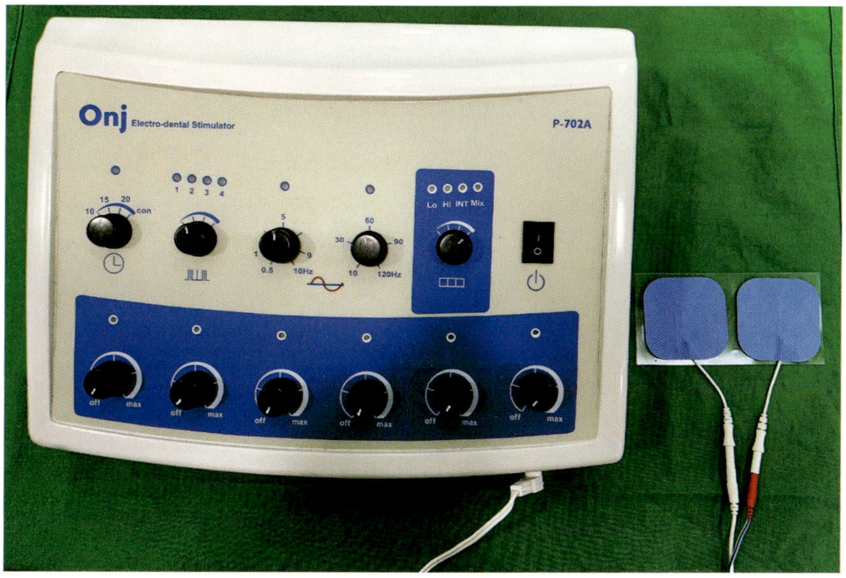

그림 14. 경피신경자극치료기 TENS(Onj P-702 이엔에스테크, 한국)

④ 작용 기전

전형적 경피성신경자극(conventional TENS)은 고주파의, 파장이 짧은, 중간 강도의 자극을 가하는 것으로 큰 직경의 고유 감각 수용성 신경을 선택적으로 활성화시켜 작은 직경의 섬유에 의한 유해 수용성 자극을 척수 배측각에서 차단하거나 조절하여 통증을 감소시킨다. 이때 통증이 있던 부위는 미약하거나 중간 정도의 지각 이상을 느끼게 된다. 통상적인 경피성신경자극에서는 큰 수축이 나타나서는 안 되며, 대개는 짧은 시간 동안 지속되는 통증의 경감을 보인다. 사용 중 신체에 적용되는 수준에 맞춰 진폭이나 파장을 증가시켜 주며, 불편감을 호소하지 않도록 강도를 조절한다.

만하이머(Mannheimer)와 람페(Lampe)는 측두하악관절 및 경부 상부의 통증 치료를 목적으로 TENS의 전극을 부착시킬 때 부착되는 전극 위치의 차이에서 발생되는 결과에 대하여 발표하였다. 그들은 가능하다면 전극을 같은 쪽의 후두와 및 측두하악관절에 부착시킬 것을 권장하였으며, 그것이 곤란할 경우에는 측두하악관절 및 교근에 하나씩 부착시킨다. 안면 전극은 눈 주위 부위에 대한 자극의 폭주를 최소화하기 위해 직경이 작아야만 한다.

또 크기가 다른 전극을 손등의 엄지와 검지 사이에 하나 그리고 다른 하나는 교근에 위치시킬 수도 있다. 손등의 엄지와 검지 사이에 분포하는 신경과 두부에 분포하는 신경들이 대뇌피질에서는 매우 인접되어 있다. 따라서 이 부위에 대한 충분한 자극은 안면부에 대한 통증성 자극의 차단을 가능하게 한다. 후두와 교근에 전극을 부착시키는 경우, 대·소후두신경과 척수 내 3차신경로에 대한 자극에 매우 효과적이며, 결과적으로 경추와 측두하악관절에서 유래하는 통증을 감소시킨다. 측두하악관절과 경부 장애의 빈번한 증상으로 두통이 있는데, 후두와 및 손등의 엄지와 인지 사이에 전극을 위치시키고 경피성신경자극을 가하는 경우 전두부 두통을 감소시킬 수 있다.

경피성신경자극의 성공적인 사용은 적절한 전극의 위치, 자극 형태의 선택 그리고 통증의 급·만성 여부에 달려 있다. 자극의 첫 번째 형태는 일반적으로 통상적인 경피성신경자극이다. 만일 이런 형태 가 통증을 경감시키지 못하면 강하고 낮은 속도의 유사침술(acupuncture-like) 형태나 또는 펄스열(pulse train) 형태가 적용되어야 한다. 이런 형태는 일반적으로 깊게 쑤시는 만성 통증을 가진 환자에 사용되며, 목적은 통증 부위에서 떨어진, 그러나 가장 잘 견딜 수 있는 분절상의 근육에 강하고 규칙적인 수축을 유발하는 것이다. 근육이 강하게 수축할수록 통증이 더 감소된다.

치료 시간은 최소 45분 이상이어야 하며, 낮 동안의 활동 시간 내내 사용할 수도 있다. 그러나 자극기를 부착한 채로 잠을 자거나 목욕이나 수영 등 물과 접촉하는 행위는 하지 말아야 한다. 만약 환자가 가정에서 사용할 경우에는 비록 진료실에서 편안하게 사용하였다 할지라도 반드시 적절한 사용법에 대하여 주지시키고 제대로 사용하는지를 수시로 확인해야 한다.

경피성신경자극(TENS) 적용 순서

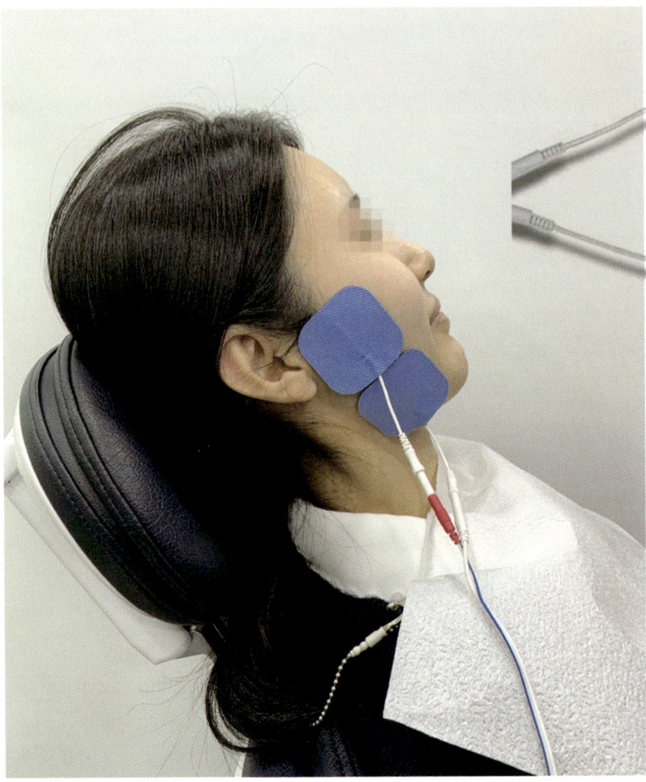

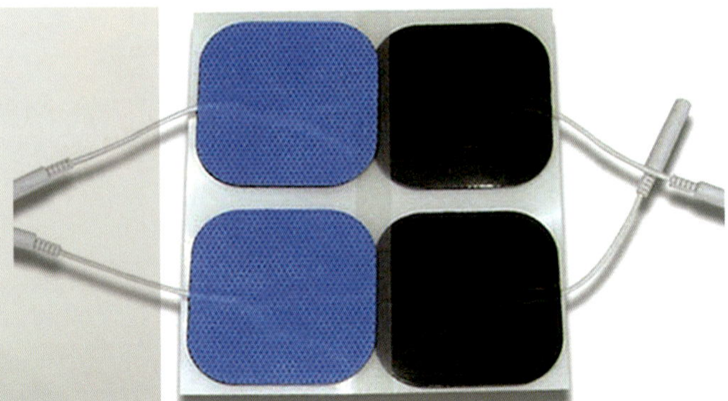

❶ 환자 통증 부위를 청결한 상태로 만든다.

❷ 접착식 패드를 통증 부위에 밀착 되도록 붙인다.

❸ 전원을 켠다(자극파워 다이얼을 천천히 돌려 환자에게 맞는 자극을 찾은 후 진행한다.).

⑤ 방법

스펀지에 물을 충분히 묻히고, 해당 부위에 환자가 손으로 받칠 수 있도록 한다. 전원(power), 온도(temperature), 출력(output)을 조절한다. 환자가 감지를 못하는 경우 물을 더 뿌려 준다.

(3) 전기침자극요법(Electroacupuncture stimulation therapy)

발통점을 자극하기 위해서는 침을 자입한 후 손으로 조작하거나 전기적 자극을 사용할 수 있다. 손으 로는 장시간 사용하기에 어려움이 있기 때문에 지속적이며 효과적인 자극 방법으로서 전기 자극을 사용할 수 있다. 특히 TENS(고빈도 저주파–저강도)와는 달리 전기침자극요법(electroacupuncture stimulation therapy, EAST)은 다소 높은 전류(30~80 mA)를 저빈도 저주파(1~5 Hz)로 침이나 전극을 발통점에 자입시키는 새로운 형태의 치료 방법이다.

① 적응증

전기침자극요법(EAST)에 의한 치료 효과로는 진통 효과, 마취 효과, 혈액순환 개선 효과, 소염 효과, 마비 개선 효과 등의 치료 효과가 있는 것으로 보고되고 있다. 따라서 통증에 가까운 불편감, 즉 중압감, 결림, 국소적 근피로 등이 적응증에 해당한다. 급성 통증, 수술 후 통증, 발치 후 통증, 근관 치료 후 통증 외상에 의한 통증 등에서는 진통제의 투여를 감소시킬 수 있으며 만성 통증, 즉 안면통, 두통, 경부통, 근막통증 등에 사용될 수 있다. 사용 방법이 간단하고 안전하여 통증 치료에 도움이 되는 치료법의 하나라고 할 수 있다.

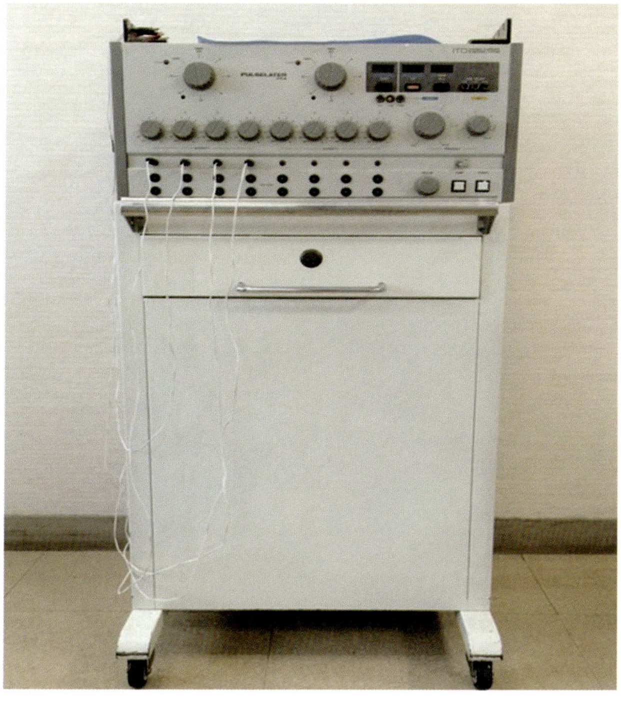

그림 15. 동통치료기 EAST 장비
(PG-B/110, 국제전자의료기, 일본)

전기침자극요법 적용 순서

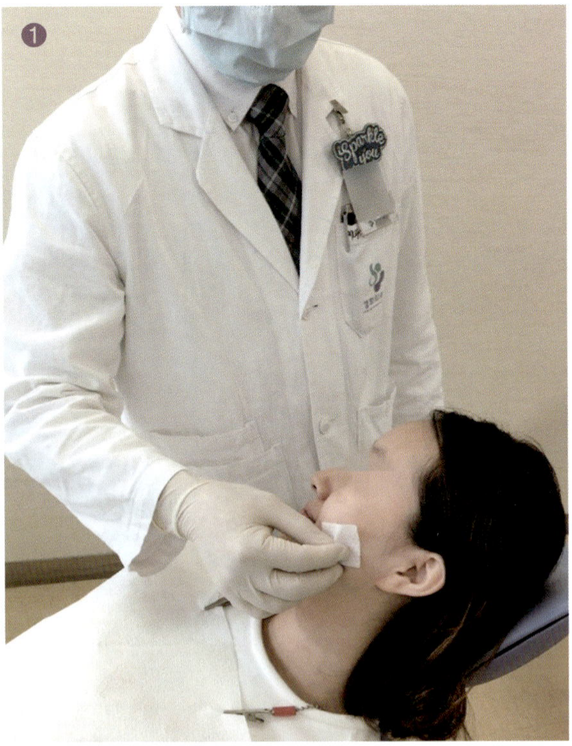

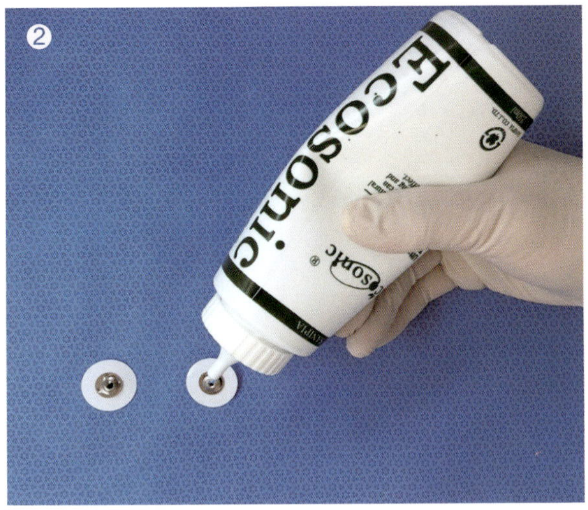

❶ 환부를 알코올 스펀지로 닦아 준다.

❷ 도자에 젤을 소량 묻혀 준다(젤을 적용하지 않을 경우 전기 자극으로 통증이 유발될 수도 있다.).

❸ 도자를 환부 근육의 기시부와 종말부에 고정시켜 준다.

❹ 전극을 연결한다.

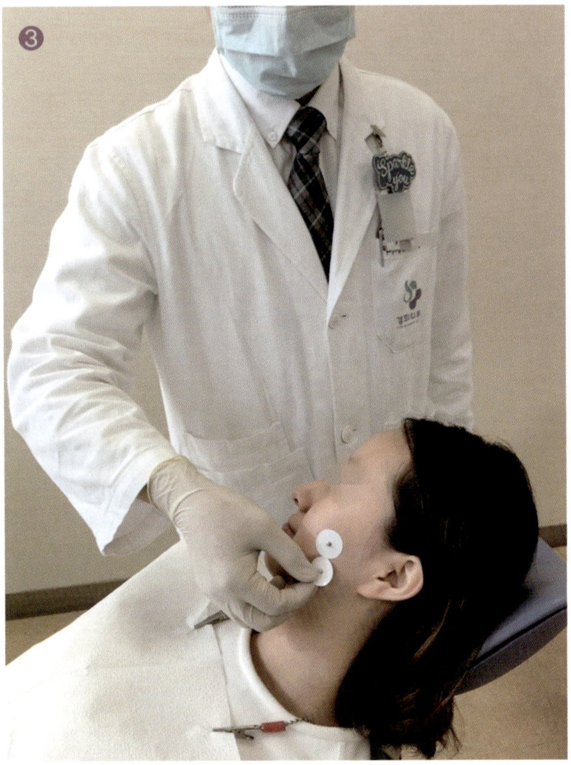

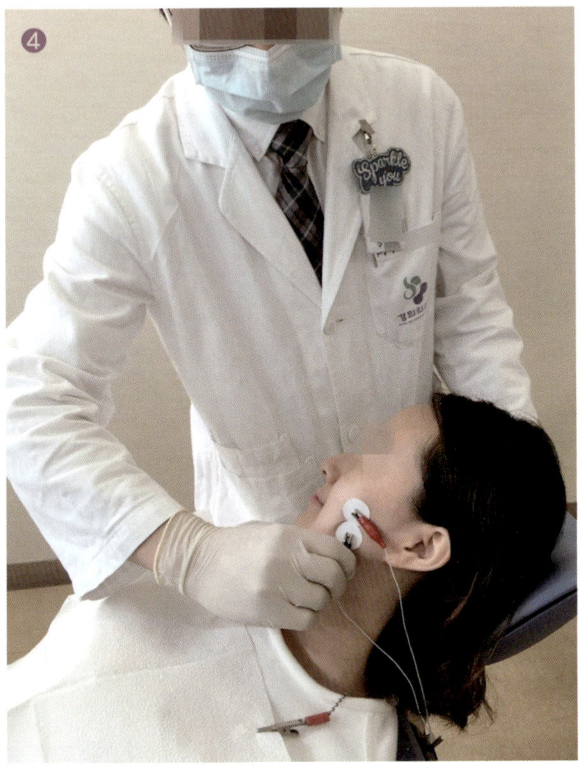

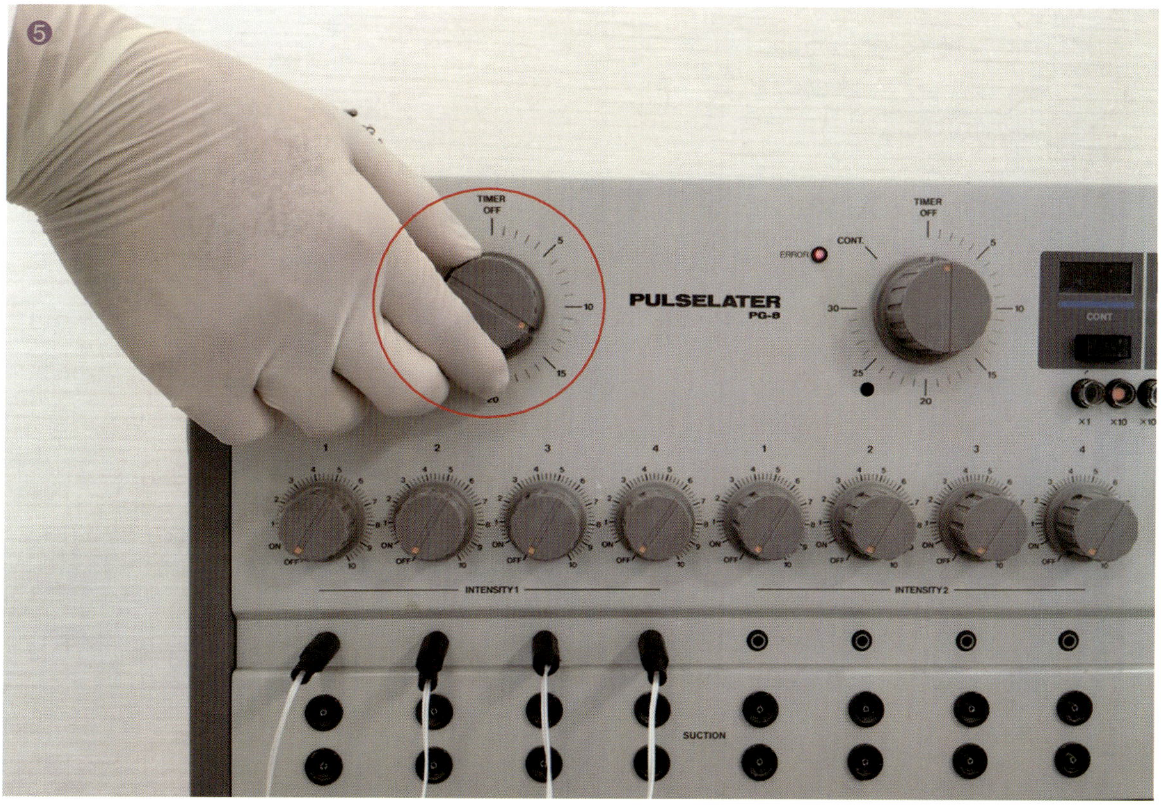

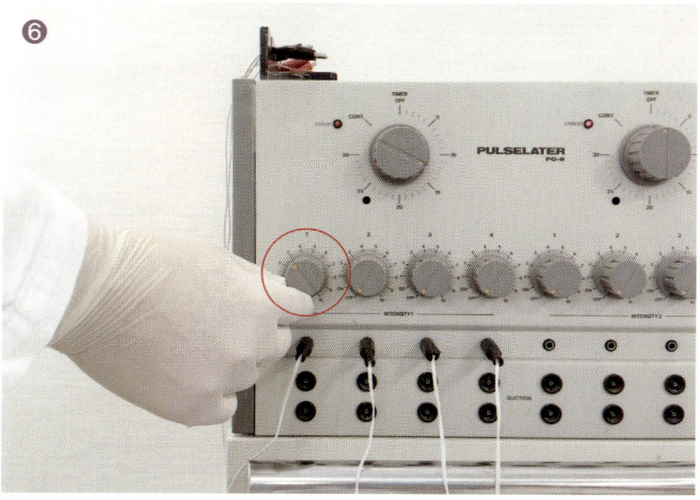

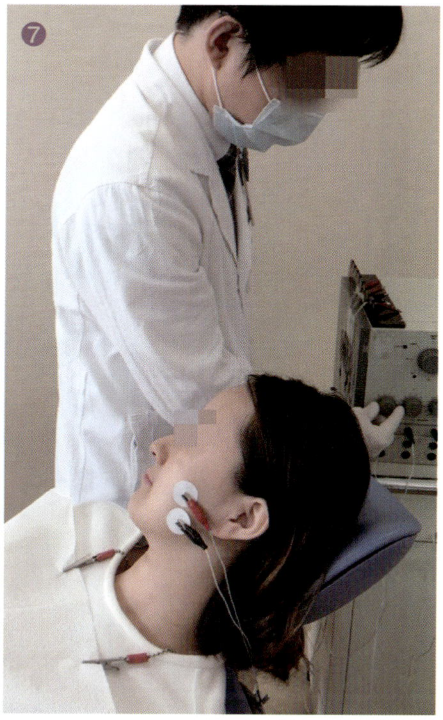

⑤ 장비의 적용 시간 다이얼을 15분 가량으로 적용하여 장비를 작동시킨다.

⑥ 해당 전극의 세기(intensity) 다이얼을 돌려 자극의 세기를 조절한다. 이때 환자에게 자극의 유무와 자극/통증 정도를 물어보면서 적용한다.

⑦ 자극의 세기를 환자 자극의 유무와 자극/통증 정도에 따라 미세 조절할 수 있다.

② 금기증

전기침자극요법을 포함하는 모든 형태의 전기적 자극은 피부 개방창, 감염 및 감각 이상이 있는 부위에 사용되어서는 안 된다. 임신 중의 안정성에 대해서는 아직까지는 입증되지 않았다.

③ 작용 기전

창(Zhang), 라오(Lao) 등의 연구에서 지난 10년 동안 지속적으로 조직 손상(염증), 신경 손상(신경병 증), 암 및 내장 통증에 전기침자극요법(electroacupucture) 기전의 임상 연구가 증가하고 있다. 이러한 연구는 전기침, 통증 상태에서보다 다르게 건강한 상태에서 신경계를 활성화 감각 및 염증성 통증을 완화하고, 보다 효율적으로 100 Hz에서보다 2~10 Hz에서 염증성 및 신경병증성 통증을 억제하는 것으로 나타났다. 전기침자극요법은 말초, 척수, 상척수 기전을 통해 다양한 생리 활성물질을 활성화함으로써 통증을 막는다. 이들은 오피오이드(opioid)를 포함하는데, 말초 통각 수용기를 민감소실시키고, 말초적으로 전염증성 사이토카인을 줄이며, 척수에서 NMDA(N-methyl-D-aspartate) 수용체 소단위 GluN1 인산화를 감소시키는 세로토닌과 노르에프네프린을 줄인다.

■ TENS와 EAST의 비교

Conventional TENS	EAST
주로 큰 구심성 신경섬유 자극 (좁은 펄스 폭과 높은 빈도: 40~75 μsec, 50~100 Hz)	주로 작은 구심성 및 원심성 신경섬유 자극 (넓은 펄스 폭과 낮은 빈도: 150~250 μsec, 1~4 Hz)
편안하고 경미한 마취 효과 유도 근수축 없음	불편감을 줄 수도 있는 강한 근수축 야기 최대 인내 범위의 근수축이 효과적
빠른 효과	느린 효과
내분비성 엔돌핀류 방출 없음	내분비성 엔돌핀류 방출 있음
날록손(Naloxone)에 의해 효과가 차단되지 않음	날록손에 의해 효과가 차단됨
주로 말초성 중추신경 효과	주로 상위 중추신경 효과
해당 부위의 표면 전극의 자극이 효과적	근판과 관련된 부위에 표면 전극의 자극이 효과적

출처: 김성창 · 김영구 외 공저, 『구강안면동통과 측두하악장애』, 신흥인터내셔날.

리드(Reed)는 혈장단백질에 미세 혈관 투과성에 고전압 전기 자극의 효과에 의한 부종을 최소화하는데 있어서 가능한 기전들을 연구하였다. 14마리의 수컷 골든 햄스터는 마취되었고, 볼주머니의 형광 현미경을 준비하였다. 정맥성 형광 표지된 덱스트란(dextran, MW 150000)은 혈장단백질의 추적자로 사용되었다. 미세 혈관의 단백질 누출은 25분 기준 기간 동안 매 5분마다 정량하였고,

105 M 히스타민(histamine)으로 5분 적용 후에서도 정량하였다. 고전압 자극(HVS)은 10 V, 30 V 또는 50 V의 투여량으로 치료 동물의 혈관계에 히스타민과 동시에 도포하고, 대조군은 전기 자극을 받지 않았다. 히스타민은 모든 그룹에서 미세 혈관의 누출을 증가시켰고, 그러나 히스타민의 미세 혈관 누출의 수는 10 V 용량을 받은 대조군보다 HVS의 30~50 V를 받은 동물들에서 현저하게 적었다.

연구 결과는 임계 용량보다 큰 강도에서, HVS는 미세 혈관의 누출을 감소시킨다는 것을 암시한다. 감소된 미세 혈관 누출은 HVS가 부종 형성을 지연시키는 하나의 장치일 수 있다. 따라서 높은 전압 자극은 임계 강도에서 또는 위에서 햄스터 볼주머니에 플라즈마 고분자에 미세 혈관 투과성을 감소시켰다. 혈장 단백질의 감소 미세 혈관 누출 HVS 급성 염증 부종 형성을 지연시킬 수 있는 하나의 장치일 수 있다는 것을 나타낸다.

베터니(Bettany), 피시(Fish), 멘들(Mendel) 등의 연구에서는 충격 손상 후 부종 형성에 고전압 펄스 직류가 미치는 영향에 대한 연구의 목적은 개구리에서 부종 형성에 고전압 펄스 직류(HVPC)의 영향을 결정하는 것이었다. 마취된 개구리의 뒷다리 20개를 발바닥 면으로 향해 450 g 무게로 떨어뜨림으로써 부상을 입혔다. 각각 개구리들의 뒷다리 하나를 근육 수축을 일으키는 데 필요한 것보다 10% 낮은 전압에서 지속적인 120 Hz HVPC를 주기 위해 무작위로 선택하였다. 4개의 뒷다리는 외상 후 10분부터 1시간 30분 간격으로 투여하였다. 다리 부피를 물로 치환함으로써 측정하였다. HVPC(P〈.01)는 현저하게 부종 형성을 감소시켰다. 이 연구에서, HVPC 또한 인간의 충격 손상 후 부종 형성을 조절하는데 효과적일 수 있다는 가설을 세웠다. 다시 말해, 120 Hz의 연속된 전기 자극을 사용하여 침지 도포법에 의해 고전압 펄스 직류는 개구리의 충격 손상 후 부종 형성을 감소시키며, 이 연구에 적용된 고전압 펄스 직류는 오직 치료 적용 시 부종 형성을 감소시킨다는 것을 알려 준다.

④ 방법

접촉판(adhesive pad)에 매질(ecosonic)을 조금 바르고 근육의 기시부와 정지부에 붙인다. 타이머를 15분으로 맞추고 강도를 조절한다(보통 1.5~2 사이).

5. 발통점주사(Trigger point injection: TPI)

1) 적응증

근막통증 유발점을 가지는 환자들에게 있어 건침요법(dry needling) 또는 습침요법(wet needling) 사이에 큰 차이는 존재하지 않고 어떤 치료법이 더 낫다는 근거는 없기 때문에 환자에게 가장 안전하고 가장 편안한 방법을 사용할 수 있다.

적당한 무균적 술식(aseptic technique)과 흡입 술식(aspiration)을 쓰고 해부학적 구조를 잘 고려한다면, 혈관 수축제가 포함되지 않은 희석된 국소마취제로 근막의 발통점에 근육 주사를 하는 것은 아무런 해가 없다.

2) 금기증

① 심한 급성 근육 손상, 외상, 두통
② 사용되는 마취제에 알레르기가 있는 경우
③ 지혈 장애, 출혈 성향이 있거나 항응고제를 투여 받고 있는 환자
④ 그 부위에 봉와직염(cellulitis)이 있는 환자

3) 효과

주로 0.5% 프로카인 또는 1% 혈관수축제가 없는 리도카인이 사용된다. 리도카인은 아마이드 화합물로서 실질적으로 과민 반응이 거의 없으므로 1% 리도카인 사용이 권장된다. 부위에 따라서는 국소마취제에 소량의 스테로이드를 섞어서 주사하는 것이 도움이 될 때도 있다.

발통점주사는 통증을 감소시키고 운동 범위를 증가시키며 운동에 대한 내성을 증가시키고 근육이 혈액순환을 증가시킨다. 통증의 경감은 마취 기간 동안만 일어날 수도 있고 여러 달 지속될 수도 있는데, 이는 발통점의 심도와 만성도 및 지속 요인들의 감소 여부에 달려 있다. 여러 근육에 만성 다발성 발통점을 갖는 환자에서는 침술이 효과적일 수 있으나 발통점에 국소마취제를 주사하는 것이 단순 자입이나 다른 물질을 자입하는 것보다 효과적이다.

4) 작용 기전

통증 유발점의 생성 기전은 현재까지는 다음과 같이 근육세포의 일반적인 운동 기전의 손상으로 보는것이 유력한 가설이다. 근육의 세포 수준에서 운동 과다나 지속적인 스트레스로 세포막이 손상되어 칼슘 이온이 세포 밖으로 나갈 때 세포 내로 들어와야 할 포타슘 이온이 세포 내로 들어오지 못함으로써 세포벽 밖의 포타슘 이온 농도가 계속 높아진 상태가 되어 이 포타슘 이온이 통증 전달 물질이 된다. 즉 칼슘 이온 펌프가 정상적으로 이루어지지 못하여 근세포의 이완에 장애가 생김으로써 근절(sarcomere)의 균일한 이완에 장애가 발생하여 근방추 내의 긴장을 낮추기 위한 전체 근육이 계속 수축하는 지점에서 통증 유발점이 형성되는 것으로 설명되고 있다. 하지만 왜 환자에 따라 특정한 부위에 어떠한 세포 수준의 병리로 통증 유발점이 형성되는가 하는 것은 아직 해명이 되지 않았다.

단순 자입하는 건침요법(dry needling)의 경우 마취제의 주입이 아니라 바늘에 의해 발통점을 기계적으로 파괴하는 것이므로 발통점을 정확히 찌르는 것과 찌르는 동안의 통증 강도가 발통점의 활성을 없애는데 중요한 요소로 작용한다. 국소마취제 자입의 효과는 전달 마취에 요구되는 것보다 낮은 농도로 국소마취제를 사용하여 말초신경의 상대적 불응기(relative refractory period)를 현저히 증가시키고 자극 전도의 최대 주파수를 제한시킬 수 있다.

5) 종류

발통점 주사는 근막통증증후군의 치료에 사용되는 특이한 방법으로, 발통점과 주변의 이상 조직을 파괴 또는 제거하는 것이 발통점 주사의 목적이다. 주사 방법은 크게 2가지로 나뉜다.

(1) 트래블의 방법(Travell's technique)

발통점에 1~2 ml 정도로 소량의 0.5% 프로카인(procaine)을 주사한다. 이 방법은 발통점을 정확히 천자하는 것이 요점이다.

(2) 피셔의 방법(Fischer's technique)

2~12 ml 정도로 비교적 많은 양의 0.5% 프로카인(procaine) 또는 1% 리도카인(lidocaine)을 사용하여 발통점뿐만 아니라 단단한 띠(taut band) 전체를 주사하는 방법이다.

6. 침술요법(Acupuncture) 및 건침요법(Dry needling)

1) 적응증

대체로 신경성 질환, 소화기 질환, 비뇨생식기 질환, 운동기 질환, 소아 질환, 부인병, 정신병, 이비인후 질환 등과 특히 급성일 때 더욱 효과가 있다.

2) 금기증

그러나 어떤 질병에 대하여서는 반드시 약물 요법이나 기타 요법을 병행하여야 하는데, 예를 들면 장내 기생충증, 영양불량증, 열성 질환, 출혈성 질환 등은 아직 제한적으로 사용된다.

침술요법은 약물 오남용 시 나타나는 중독 같은 증상은 드물지만 적응증이 아닌 질환에 침을 놓는다면 피부에 손상만 줄 뿐 아니라 그 자극이 내장이나 인체에 부정적인 영향을 줄 수 있다. 그 예로 피로나 포만감, 갈증, 만취 상태, 성교 직후에는 침술이 부정적인 영향을 끼칠 수 있다. 또한 안구, 고막, 심장, 폐, 후두, 기관, 고환, 유두, 외부 생식기 등의 부위에는 침을 놓지 않거나 주의하면서 침을 놓아야 하며, 임신부에게 침을 놓을 때에도 각별한 주의가 필요하다.

3) 효과

침술치료의 효과는 아직 의학적으로 정확히 밝혀지지는 않았지만 일반적으로 금속성의 침에 의한 물리적 자극을 이용하여 자연치유력을 증가시킨다. 인체의 항상성을 유지시키며, 기능을 높이고 혈압과 혈액순환 그리고 장기들의 기능을 그 사람이 가진 본래의 정상적인 상태로 되돌리는 일을 한다. 또한 통증을 억제하는 진통 작용이 있어 침을 찌르면 뇌에서 통증을 억제하는 물질이 만들어지고 통증이 완화되는 것이다. 기타 염증 증상을 억제시키는 일과 면역 기능을 높이는 효과도 확인되고 있다. 침치료에서 비교적 효과적인 질환은 신경계 질환, 운동계 질환, 순환기계 질환, 호흡기계 질환, 소화기계 질환, 부인과 질환, 감각기계 질환, 소아과 질환, 기타 불면증, 자율신경실조증 등이 있다.

4) 작용 기전

C 1차 구심성 통각수용기는 표면 후각 안에 교양질(substantia gelatinosa, SG) 세포에 투사하는데, 이들은 더한 자극을 발생시킨다. 이 자극은 광범위 역동성 범위(wide dynamic range, WDR) 뉴런을 탈억제시킬 것이고, 이 세포의 신경돌기는 결과적으로 통증을 해석하는 척수망상체로에서 뇌까지 지나간다. Aδ 1차 구심성의 바늘통각 수용체는 변연세포(marginal cell)에 모두 투사한다. 이것은 척수시상로를 통해서 뇌까지 투사하며, 척수시상로는 바늘로 찌르는 정보를 운반하여 결국 인지시키고, SG 세포를 억제하는 엔케팔린(enkephalins)을 방출하는 엔케팔린성 자루세포(enkephalinergic stalked cells[St])에도 투사한다. 그래서 전달될 해로운 자극으로부터 발생하는 정보를 억제하게 된다.

리스트(List), 헬키모(Helkimo) 등은 측두하악장애의 치료에 침술과 교합안정장치 치료에 관한 1년의 추적 조사 연구를 하였다. 이 연구의 결과는 침술은 주로 근육 조직 턱관절장애 증상을 가진 환자에 대해서 교합안정장치 치료만큼 좋은 치료 방법이라는 것을 보여 준다. 턱관절장애의 신경생리학적 메커니즘에 관해서는, 침술은 아마도 유사하게 다른 오래 지속되는 통증 조건에서 사람들에게 역할을 한다. 침술은 분절 억제로 인해 저작 근육에 긴장을 감소시킬 수 있다. 분절 억제는 내인성 아편 시스템을 포함한 뇌간으로부터 내림차순 효과에 의해 증가될 수 있다. 또한 침술은 상기 근육의 긴장을 저하시키는 환자 이완을 유도한다.(Widerstrom, 1992년) 침술은 구심성 신경을 활성화하고 통증 제어 시스템을 내림차순으로 지역의 반사 회로의 흥분을 감소에 의해 주로 운영하고 있다. 이 효과는 교합안정장치와는 다른데, 교합안정장치는 주로 근육 긴장을 감소시키고 근육 분절 반사에서 구심성으로부터 흥분성 입력을 감소시키는 것이다.

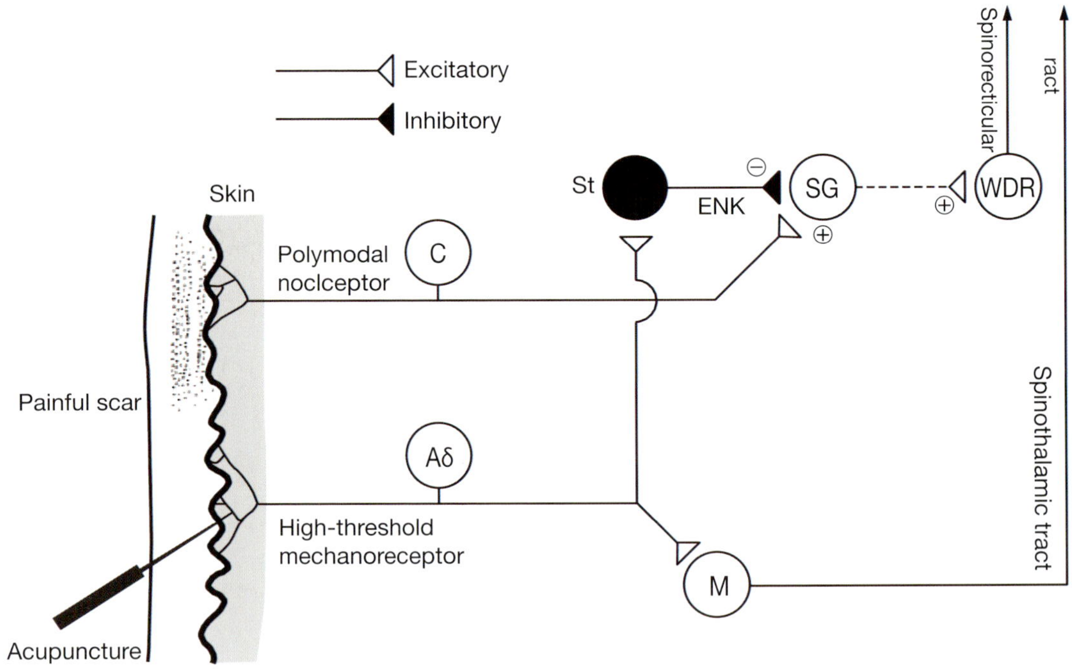

그림 16. C, Aδ 신경섬유의 작용 기전(Bowsher 1992, Thompson & Filshie 1993)

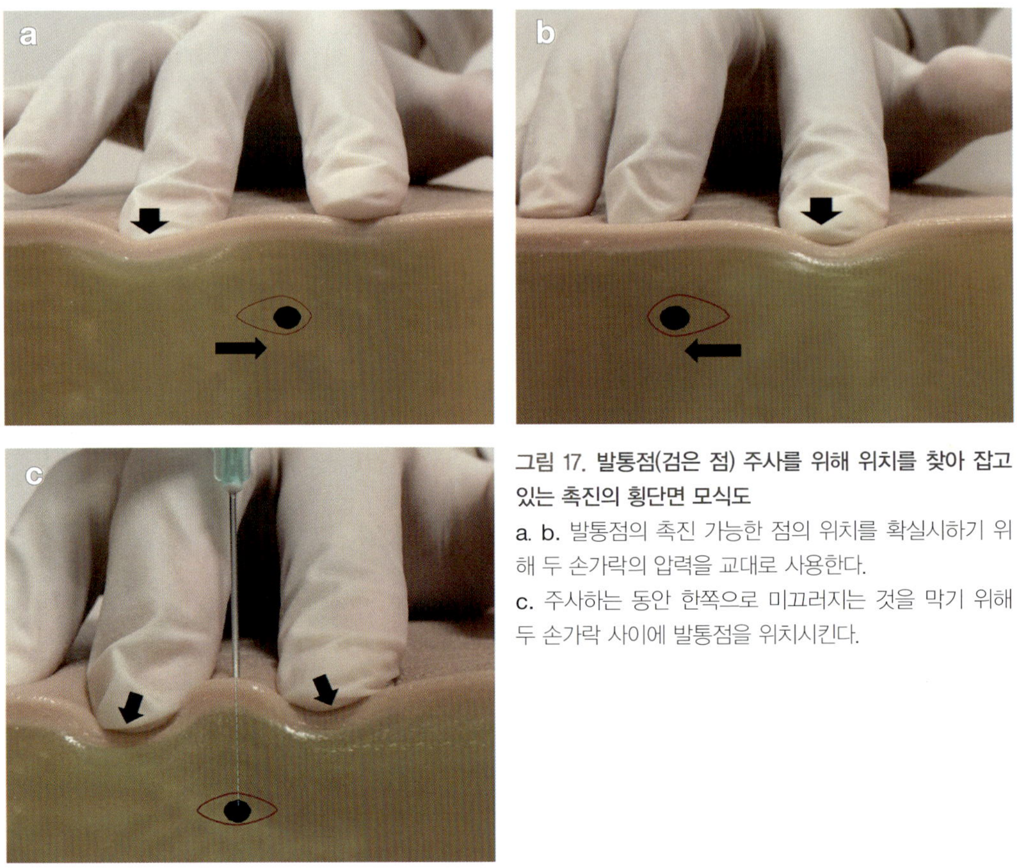

그림 17. 발통점(검은 점) 주사를 위해 위치를 찾아 잡고 있는 촉진의 횡단면 모식도

a. b. 발통점의 촉진 가능한 점의 위치를 확실시하기 위해 두 손가락의 압력을 교대로 사용한다.

c. 주사하는 동안 한쪽으로 미끄러지는 것을 막기 위해 두 손가락 사이에 발통점을 위치시킨다.

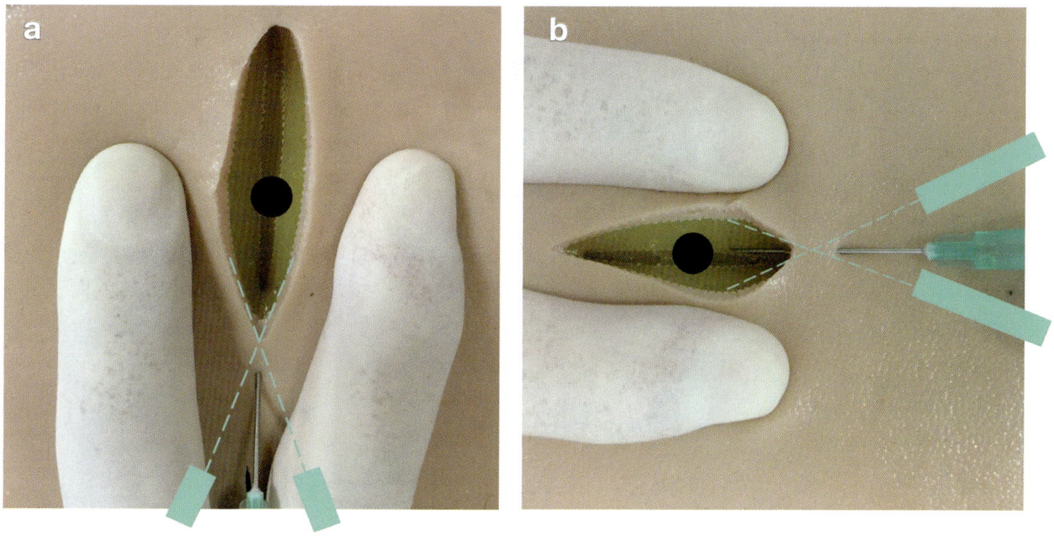

그림 18. 촉진 가능한 발통대 띠(점선 가까이 위치한 부분)에서 발통점(검은 점)에 비스듬히 주사하는 두 가지 접근법의 모식도. **발통점을 찾아 바늘로부터 미끄러지지 않게끔 손가락에서 먼 곳으로 주사한다.**

a. 점선은 부가적인 발통점을 찾기 위한 추가적인 탐지를 가리킨다. 손가락은 아래쪽으로 누르고 지혈을 위해 압력을 유지하며 벌린다.

b. 비슷한 손가락 압력으로 손가락 쪽으로 주사한다. 바늘로 탐지된 부분 주변에서 부가적인 발통점이 발견된다.

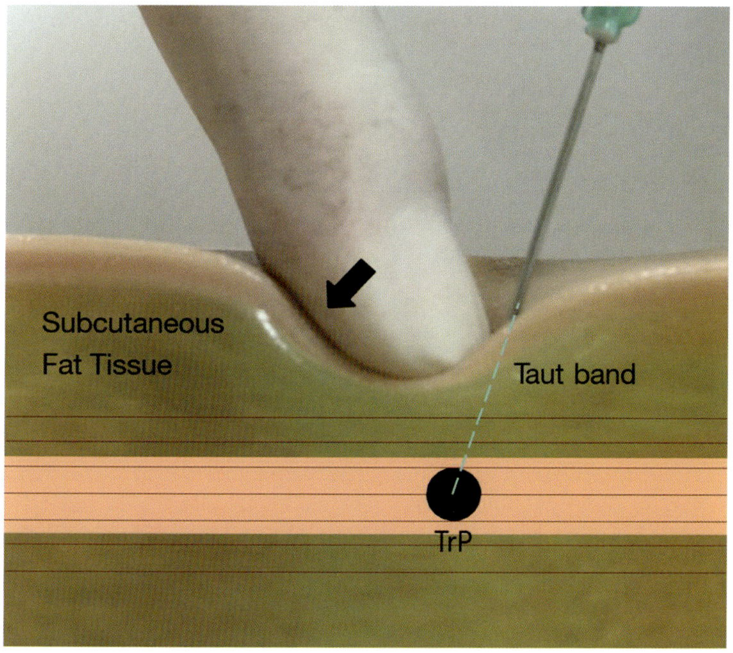

그림 19. 바늘 옆 손가락의 압력은 피부와 피하조직과 지방조직을 눌러서 바늘이 근육 내 발통점(검은 점)에 도달할 수 있도록 한다.

5) 종류

침술이란 가늘고 예민한 바늘 또는 유사한 도구로 인체의 일정한 부위에 자극을 주어 인체의 기혈을 조절하고 질병을 치료하는 기술을 말한다. 혹은 침으로 신체의 특정 부위를 찔러서 자극함으로써 신경계에 자극을 주어 특정한 치료 효과를 거두고자 하는 기법이다. 손을 자극하는 수지침, 귀를 자극하는 이침(耳鍼), 발을 자극하는 족침(足鍼), 신체 전체를 자극 대상으로 하는 체침(體鍼) 등이 있다. 경우에 따라 침을 돌리거나 약한 전류가 흐르게 하기도 한다.

6) 건침요법(Dry needling)

주사액은 사용하지 않고 단순히 주삿바늘만으로 발통점에 천자하는 방법이다. 발통점 부위의 단순 주사는 발통점의 물리적 파괴를 목적으로 하기 때문에 효과가 있기는 하지만, 주사 후 통증(post-injection soreness)이 심하게 나타나는 경우가 많다.

건침요법을 시행하는 순서는 우선 촉진으로 발통점을 찾고, 주사 부위를 소독한 후 침을 삽입시킨다. 생리식염수, 진통제, 스테로이드제 약물을 주사기를 사용하여 주입한다. 또는 빈 주사기의 주삿바늘(dry needle)이나 침을 한쪽 방향에서 수 차례 바늘을 넣었다 빼고 반대편 방향에서 다시 수 차례 넣었다 빼는 동작을 반복한다.

7. 레이저치료(Laser therapy)

저수준레이저치료(Low Level Laser Therapy, LLLT)는 저출력 레이저를 사용하여 원하는 치료 효과를 얻는 생체 자극 효과에 대한 새로이 국제적으로 인정받은 명칭이다. LLLT로 긍정적인 효과를 얻기 위해서는 이 방법에 대한 적응증을 철저히 알아야 하며 기본 원리와 레이저 물리학의 기초 그리고 레이저 기기의 제조 원리에 대해서도 알고 있어야 한다. 주요한 적용 분야는 스포츠의학, 재활의학, 피부 및 신경계 분야이다. LLLT의 항염증 작용 및 진통 효과, 콜라겐 형성 촉진 효과는 외상학, 외과학 및 치의학(특히 큰 수술 후)이 좋은 적용 분야가 된다.

1) 치의학적 적응증

(1) 치조골염(Alveolitis)

발치 후 치조골염을 예방하기 위해서는 발치 후 LLLT를 직접 조사(照射)하는 것이 매우 좋다. 만약 치조골염이 이미 생겼다면 발치와 안에 약재를 채우기 전에 조사하는 것이 도움이 된다. LLLT를 1회 1분 조사 시 발치로 인한 염증과 통증을 상당히 억제한다.

(2) 아프타성 궤양(Aphthous stomatitis)

치료하기 쉽지 않은 질환이지만 레이저 사용 시 대부분의 증상을 완화시킬 수 있고 치료 기간을 감소시킬 수 있다. CO_2 레이저나 Nd:YAG 레이저를 탈초점으로 약하게 사용할 시에도 동일한 치료 효과를 가진다. 조사량은 환자의 통증에 대한 반응에 따라 조절한다. 아프타성 궤양이 완전히 소실될 때까지 수차례 반복한다.

(3) 출혈(Hemorrhage)

HeNe 레이저는 처치 후 출혈의 처치에 유용하다. LLLT는 초기에 혈관 수축을 보이나 금방 혈관 확장으로 전환된다. 논리적으로 보면 출혈이 증가할 것 같으나 임상적 결과로는 출혈이 억제되므로 다른 기전이 연루되어 있으리라 추정된다. 헤파린 투여 쥐의 출혈에 대한 적외선 레이저(infrared laser, IR laser) 효과를 조사한 연구에서 레이저 조사군의 쥐는 5분 뒤 출혈이 정지하였으나 대조군의 쥐는 출혈이 멈추지 않아 사망하였다.

(4) 암(Cancer)

LLLT는 암을 유발하지 않는다. 초기 암종인 경우 LLLT는 좋은 반응을 보여 준다. 이러한 효과는 면역 체계를 LLLT가 자극하는 기전으로 생각된다. 특히 LLLT는 구강 내 부작용을 동반하는 암 치료제인 플루오로우라실(fluorouracil)을 많이 복용하는 암환자의 증상을 완화하는 것으로 알려져 있다.

(5) 치은염(Gingivitis)

LLLT는 치은염 치료에 보조 요법으로 사용될 수 있다. 전통적인 치료법과 병행하여 사용할 경우 치유를 촉진하고 처치 후 통증을 완화시킨다. GaAlAs 레이저를 사용할 시 DNA 양과 단백질의 양이 섬유아 세포에서 유의하게 증가한다. 또한 치은염의 원인균에 해당하는 스피로헤타(spirochetes)와 같은 운동성 세균이 감소되었고 염증 세포의 침윤이 감소되었다.

(6) 포진(Herpes)

단순포진(herpes simplex)은 흔히 보는 질병이다. 발병하면 약 2주는 지나야 치유되는 병이고 치료에 특별한 방법이 없었으나 LLLT는 효과적인 치료법이 될 수 있다. 치료의 결과는 치료를 시작하는 시기의 바이러스 주기에 달려 있다. 전구 증상 시기에 레이저를 조사하면 매우 효과적으로 발병을 억제할 수도 있다. 그러나 일단 발병된 후에 조사하면 별로 억제 효과는 없으나 증상 완화와 치유 촉진 효과는 있다. 대상포진(herpes zoster)은 훨씬 심각한 질병이다. 치유된 후에도 통증이 오래 지속되기 때문인데, 레이저는 대상포진의 발병뿐만 아니라 포진 후 통증의 억제에도 효과적이다.

(7) 타액선(Salivary glands)

쇼그렌증후군은 면역 질환으로서 무엇보다 타액 및 눈물 분비량 감소가 특징이다. 치료는 아직 실험 단계 수준이다. LLLT가 이 증후군에 미치는 장기적 효과는 아직 밝혀지지 않았지만, 여러 가지 파장대가 타액선을 자극하는 것으로 알려져 있다. 나가사와(Nagasawa)는 GaAlAs(20 mW)를 환자에게 조사할 경우 이하선의 기능이 상당시간 회복되었다고 하였으며, 캐츠(Kats)는 HeNe 레이저 조사 시 신속히 염증과 통증이 소실되고 타액 분비량이 증가하였다고 하였다.

(8) 구강작열감증후군(Burning Mouth Syndrome)

구강작열감증후군은 특별한 점막의 이상이 없음에도 불구하고 구강, 특히 혀 부분에 작열감과 통증 감각이 나타나는 것이 특징이다. 구강작열감증후군은 상대적으로 흔한 질환 상태이지만 원인과 병태 생리에 대해서는 명확하게 밝혀지지 않고 있으며 효과적인 치료법도 없다. 저출력레이저요법이 이러한 상태에 대한 치료법으로 잠재적인 효용성이 주목받고 있다. 최근 몇몇 연구에서 저출력레이저요법은 구강작열감증후군의 증상 완화에 효과적이며 연구 관찰 기간인 수 주 내지 수 개월간 효과가 지속됨을 보고하였다. 다른 연구에서는 구강작열감증후군 환자에서 레이저 조사 후 나타나는 치료 효과가 단지 위약 효과라고 하였다. 이와 같이 여러 연구의 결과가 일치하지 못하는 것은 구강작열감증후군의 원인 이 매우 다양하며 레이저 치료의 영향을 받는 요인이 이와 관련되기 때문일 것으로 추정된다.

(9) 측두하악장애(Temporomandibular Joint Disorders)

레이저 조사는 통증을 완화시키고 근육을 이완시킬 수 있어 본격적인 치료를 시작할 수 있다. 개구장애(trismus)의 경우, 통증 부위를 먼저 없애고 치료를 시행하는 것이 좋다. 통증이 소실될 때까지 가능하면 계속 시행하며 첫 주는 2~3회 정도 치료하고 이후에는 일주일에 1회 치료한다. 만약 통증 반응이 나타나면 며칠 기다린 후 적은 조사량으로 다시 시작한다. 레이저는 관절염뿐만 아니라 관절증에도 효과가 있어 측두하악관절장애의 보조 요법으로서 매우 유용하다. 이 경우 관절염보다 더 많은 조사량이 요구된다.

핸슨(Hanson)은 GaAs 레이저가 기존 치료법을 대체할 수는 없으나 치유 기간을 단축하고 염증을 신속히 억제한다고 하였다. 김(Kim) 등은 기존의 장치 요법을 받은 실험군과 GaAlAs 레이저 조사 실험군은 동일한 치료 효과를 나타냈다고 하였다. 또한 측두하악장애 환자에서 저출력레이저 조사와 비스테로이드 소염진통제 투여의 효과를 비교한 연구에서 저출력레이저요법은 진통제 투약보다 통증 수준이 더 낮았고 하악의 기능이 향상되었으며, 비정복성 관절원판변위와 골관절염 환자의 증상과 징후가 현저히 개선되었다. 이러한 연구 결과들은 저출력레이저요법이 측두하악관절 및 저작근 통증 질환에 대해서도 다른 보존적인 치료법들에 대한 유효한 대안이 될 수 있음을 보여 준다.

2) 금기증

심박조율기(pace maker)를 장착한 환자에서는 레이저 조사로 심박 조율이 방해 받을 우려가 있다. 말초신경장애로서 좌심실부전증 환자는 레이저 조사를 주의해야 하며, 심장장애 역시 주의해야 한다. 안구 조사를 피하기 위해 시술자와 환자 모두 보안경을 착용하고 레이저 광선에 눈이 노출되면 안저나 결막의 손상이 초래된다. 갑상선 장애자는 레이저 조사로 갑상선 분비가 촉진되며 남성의 생식기는 성선 및 고환의 내분비 장애가 발생할 수 있다. 임신부의 복부 조사는 피해야 하며 소아의 성장 연골부의 조사도 피한다. 이상 종양부의 조사도 역시 피해야 한다.

3) 저수준레이저치료(LLLT)의 효과

저수준레이저치료 효과에 대한 첫 번째 보고는 1960년대 중반에 있었다. 라오르(Laor) 등은 레이저를 조사하면 화상과 기계적 손상의 치유가 촉진된다고 하였다. 부다페스트 제멜바이스 병원(Semmelweiss Hospital)의 외과 교수였던 메스터(Mester)는 LLLT를 치료에 처음 도입한 사람이다. 그는 서양 의학의 주류 학자들이 LLLT에 대해 인식을 하기 전에 이미 실험적 동물 연구와 임상 연구를 통하여 세포에 대한 생체 자극 효과(biostimulatory effects)에 대한 연구를 많이 발표하였다.

메스터는 병소에 레이저를 조사했을 때 상피의 재성장이 촉진되었음을 발견하였고, 또한 1 J/cm^2 이상의 에너지를 조사한다고 해서 효과가 더 좋아지지 않았으며, 조사량을 수배 증가하면 오히려 치유가 억제된다고 하였다. 또한 그는 특히 창상 치유 효과에 집중하였다. LLLT는 세포분열을 촉진하는 것으로 보이며 탐식 작용에 참여하는 백혈구의 수가 뚜렷하게 증가하였고 섬유아세포의 활동이 높아져 콜라겐 형성이 수배 증가하였다. 이것은 최근 1984년 애버겔(Abergel)과 시스네로스(Cisneros)에 의해 입증되었고 켈로이드 형성 등에 효과를 나타낼 수 있다. 병적으로 풍부하게 성장된 켈로이드는 HeNe LLLT로 멈추게 할 수 있고 반흔 조직은 약해지며 색조는 더욱 옅어지고 이미 형성된 켈로이드는 더욱 평탄해진다. HeNe LLLT는 성장 조직의 혈관 형성률과 정도를 증가시키는 것으로 알려져 있으며 이는 토끼의 귀를 통해서 밝혀졌다.

콜라겐 형성이 촉진되고 증가하는 것은 창상 치유에 미치는 LLLT 효과의 가장 주요한 요인이다. 이러한 효과는 치료 부위의 외부로 확산되는데, 체액성 인자들(humoral factors)을 통해 확산되는 것으로 사료된다. 이러한 결과들을 보면 반드시 창상 전체나 궤양 전체를 조사해야 하는 것은 아니다. 로드리고(Rodrigo) 등은 골수염의 농루에 대한 HeNe 레이저 효과를 조사한 연구에서 레이저를 조사하지 않은 다른 다리의 농루도 치료가 되었다고 하였다. LLLT는 손상 변연부에서 창상 치유에 중요한 효소 과정(enzyme process)을 작동시킨다. 이는 주로 상피의 기저층에서 나타나며 섬유아세포의 자극 효과로 콜라겐 형성이 증가한다.

HeNe 레이저는 비만세포에도 뚜렷한 효과를 가진다. 레이저 조사 시 비만세포의 수는 감소하며 명백한 탈과립(degranulation)이 나타난다. 이러한 변화는 레이저 조사의 반응으로 히스타민, 프로스타글란딘, 헤파린, 히알루론산, 뮤코다당질, 호산구 및 호중성 백혈구 등이 분비됨으로써 나타나는 몇 가지 전형적인 효과들(혈관 확장, 무통, 소염 효과, 부종 개선)을 설명해 준다.

베커만(Beckerman, 1992년) 등에 의한 조사에 따르면, 레이저 치료는 특히 외상 후 관절 질환, 근막통증, 류머티즘 관절염 등의 환자에서 특정한 치료 효과가 있다고 한다. 또한 피네이루(Pinheiro) 등은 LLLT가 구강 안면 영역의 많은 질환의 치료에서 이점이 있음을 입증하였다(1998년).

4) 저수준레이저치료법(LLLT) 작용 기전

조사된 레이저와 조직과의 작용은 광선의 성질이나 조직에 충돌 시 전자기적 스펙트럼의 부위 그리고 레이저 조사 부위의 조직 특성에 의해 좌우된다. 모든 광생물학적 효과는 파장과 조사량에 의해 좌우 된다. 레이저 방출 에너지와 생체 조직 간의 주요 반응에는 광응고(photocoagulation), 광기화(photo-vaporization), 광화학적(photochemical) 및 광물리학적 현상(photophysical phenomena)이 포함된다. 레이저 조사에 대한 조직 반응은 열 과정(thermal process) 또는 비열 과정(nonthermal process)으로 생각할 수 있다. 열적 레이저 효과는 광응고 작용과 광기화 작용이다. 비열적 레이저 효과는 광기계적 반응(photomechanical response)이나 광화학적 현상(photochemical phenomena)과 관련이 있다. 레이저 별로 서로 다른 생물학적 효과를 보여 준다. 즉 서로 다른 레이저는 서로 다른 목적으로 사용된다.

치과의사가 피부나 점막에 레이저를 조사하면 이 부위는 레이저광 유발 광생물학적 반응 부위가 된다. 따라서 해당 피부와 점막의 광학적 특성이 레이저광에 대한 반응이나 결과에 영향을 미친다. 광에너지는 조직에 영향을 미치기 전 반드시 각질층(stratum corneum)을 통과한다. 따라서 각질층의 다양한 두께, 각화성 병소의 두께 변화, 조직의 구성과 형태는 레이저 에너지의 효과에 더 많은 영향을 미친다. 각질층을 침투한 후 병소 조직을 만나게 되고 광에너지의 경로는 다양하게 변한다. 즉 조직의 형태와 멜라닌, 헤모글로빈, 빌리루빈과 같은 역동적으로 변화하는 색소에 따라 흡수, 산란, 통과 또는 반사된다.

호드(Hode, 1991년)에 따르면 간섭성(coherence)이 중요한 역할을 한다. 간섭광(coherent light)은 특정 성향을 가지는데, 예를 들면 광파 간섭이 쉽게 일어난다. 광택이 없는 표면에 레이저 광선을 조사하면 표면에 많은 과립(granulation) 모양을 볼 수 있다. 이것이 레이저 반점(laser speckle)이라고 하는 간섭현상이다. 이 현상의 의미는 광파(light wave)가 일부 위치에서는 다른 광파를 강화하는 반면 다른 부위에서는 오히려 광파를 약화시킨다는 것이다. 레이저 같은 간섭광을 조직에 조사하면 똑같은 현상이 나타난다. 강 광선과 약 광선으로 이루어진 반점들이 변화하면서 3차원적 반점 구조가 조직 내에 형성된다. 강반점(intensive speckle) 내에서는 광선이 여전히 부분적으로 직선으로 나타나는 편광임을 볼 수 있다. 이러한 광선 반점들은 세포보다 훨씬 더 크기 때문에 세포막은 편광 광선에 노출된다. 이러한 현상은 넓은 광파대의 빛이나 LED에서 방출되는 광선에서는 볼 수 없다.

이러한 현상은 아브람손(Abrahamsson)이 제일 먼저 사과 세포에서 보여 주었고, 이후 프랑스 과학자인 울라마라(Oulamara) 등이 입증하였다(1989년). 아브람손은 레이저 광선을 사과에 조사한 후 세포 내 움직임에 근거하여 표면상의 반점의 움직임을 찾아냈다. 이러한 현상은 비간섭광에서는 나타날 수 없으며 조직 내에서 간섭(coherence)이 충분히 유지되고 있음을 보여 주는 것이다. 이러한 현상들이 왜 레이저 광선이 세포 수준에서뿐만 아니라 생체 조직 수준에서도 특정 효과를 보여 주는지를 설명해 주며, 한편 왜 일반 편광 광선도 표층 창상과 궤양에는 효과를 보이는지 설명해 준다.

LLLT는 세포 내 기전(subcellular and cellular process)에 관여하지만 유의할 만한 조직 온도의 상승은 유발하지 않으며 그로 인한 잠재적인 생리학적 효과도 온도와는 관계가 없다. 통증 치료 시에 흔히 632.8 nm 파장의 적색광을 가지는 HeNe 레이저, 904 nm 파장의 GaAs 다이오드 레이저, 820 nm 파장의 GaAlAs 등을 30~90 mW 정도의 출력으로 널리 이용한다.

5) LLLT의 종류

(1) 헬륨 네온(Helium-Neon, HeNe) 레이저

HeNe 레이저는 가장 오래되고 연구가 많이 이루어진 생체 자극 레이저이다. 적색 가시광선의 연속파를 방출하지만 스위치를 작동시켜 펄스로 방출할 수도 있다. 상당히 긴 간섭성(coherence)을 가지므로 튜브 길이를 증가시켜 출력을 100 mW까지 높일 수 있다. 하지만 장비가 커지고 사용하기 불편하다.

HeNe 레이저의 주요 단점은 부피가 크다는 점과 유리로 만든 튜브가 매우 민감하여 깨지기 쉽다는 점이다. 작동하는 데 1만 볼트 이상 높은 전압이 소요되므로 상대적으로 의료용 HeNe 레이저 기기는 가격이 비싼 것이 흠이다.

(2) 갈륨 비소(Gallium-Arsenide, GaAs) 레이저

GaAs 레이저는 904 nm의 근적외선 영역의 빛을 방출하며 100~200나노초(nanoseconds)의 폭을 가지는 펄스파이며 최고 피크 펄스 전력(pulse peak power)은 100 W까지 올릴 수 있다. 적정 출력은 훨씬 낮으며 펄스변수(pulse parameter)와 펄스반복률(pulse repetition frequency) 등에 달려 있다. GaAs 레이저의 최대 장점은 기기의 크기가 작다는 점이다.

이 레이저의 단점은 다이오드의 제조와 관련된 것이다. 레이저 다이오드의 활동 부위는 매우 작을 뿐 아니라 또한 매우 비대칭적이다. GaAs 레이저 다이오드의 접합부에서 가장 효과적인 두께는 0.1 μm이며 활동 영역은 폭이 5 μm이다. 이로 인해 매우 작고 비대칭적인 광속단면(beam waist)을 야기하며 결과적으로 광속발산(beam divergence)이 전형적으로 15~30°에 이를 뿐만 아니라 90°에 이르는 것도 드물지 않다.

(3) 갈륨 알루미늄 비소(Gallium-Aluminum-Arsenide, GaAlAs) 레이저

GaAlAs 레이저는 가장 뒤늦게 나온 생체 자극 효과용 레이저이다. 이는 단단하며 크기가 작다.

광선을 방출하는 수정(crystal)의 구성 성분은 상당히 다양하다. 각각 사용된 구성 성분의 비율에 따라 방출되는 빛의 파장은 660~680 nm에 이르기까지 달라진다. 상업적으로 가장 유용한 GaAlAs 레이저는 820 nm, 830 nm(근적외선 영역)와 670 nm(적색 가시광선 영역)의 순이다. 이러한 레이저는 연속파 또는 펄스파를 방출할 수 있다. 생체 자극 효과를 위해서 일반적으로 사용되는 평균 출력은 약 10~30 mW 이다.

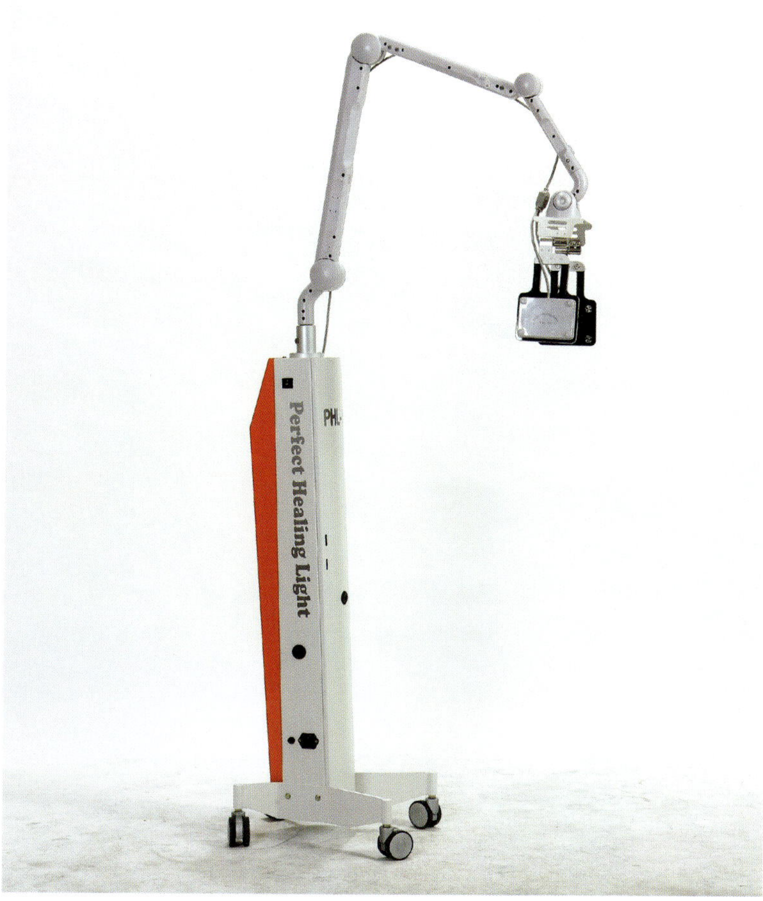

그림 20. 레이저장비(PHL-15) (엠아이테크, 한국)

6) 방법

LLLT는 발통점(trigger point)이나 경혈점(acupuncture point)에 조사함으로써 다양한 질환을 치료하 데 사용될 수 있다. 뿐만 아니라 통증성 관절, 근육, 인대, 손상 부위, 궤양 염증 부위, 혈종 등 국소적으로 다양하게 사용될 수 있다. 어떠한 경우이든 LLLT는 피부나 점막에 탐침(probe)을 사용하여 직접 접촉식으로 조사할 수 있으며, 또는 3~50cm 떨어진 상태에서 조사하여 치료할 수도 있다. 특히 HeNe 레이저는 피부 침투력이 약하므로 주로 표층 조직(피부와 점막)의 치료에 적합하며, 반면 근적외선 레이저는 침투력이 좋아 표층뿐만 아니라 좀 더 깊은 심부 병소의 치료에 적합하다.

(1) 접촉술(Contact)과 비접촉술(Non-contact technique)

접촉술은 수동으로 레이저 탐침이나 손으로 잡을 수 있는 레이저 적용 부분(hand piece)을 표적 조직에 놓고서 치료하는 것이다. 탐침의 압박으로 통증 치료 시 정확한 통증점의 위치를 찾는 데 편리하며 피부 상층 모세혈관총의 기계적 혈관 수축과 혈류 이동과 매질 흡수를 가능케 하고 침투력과 흡수 체적을 증가시키는 방법이다.

비접촉술은 표적 조직으로부터 얼마간의 거리를 두고 레이저 공급기를 유지시키는 것이다. 이 기술은 다시 두 가지 방법으로 나뉘는데, 한 지점(spot or point)에 레이저 빔을 거의 고정시켜 사용하는 고정법과 레이저 빔이 막대 모양으로 조사되는 주사선(scanning) 방법이다. 레이저의 산란성과 반사에 의해 치료 효과가 약화되는 경향이 있으며 레이저 안전 문제에 더 많은 신경을 써야 한다.

(2) 치료 부위 면적에 따른 레이저 탐침

① 격자 조사법(Grid technique)

치료 부위의 전체 범위에 확실하게 조사하기 위하여 사전에 작은 정방형으로 구획 지워진 피부 위에 수직으로 레이저를 적용한다. 천층 조직이 관련되지 않은 국소 피부밑지방 조직을 치료하는데 유용한 방법이다.

② 주사선(Scanning technique) 조사법

레이저 탐침은 치료할 부위의 1 cm 위에 고정시켜 막대운동으로 이동한다. 피부의 표면과 레이저 탐침 사이가 직접 접촉되는 것이 바람직하지 않을 때 사용한다. 괴사, 욕창, 화상 조직, 피부 이식 부위, 개방창 등이 그 예이다.

③ 점(Point) 자극술

레이저 탐침은 피부에 직접 접촉되며 약간의 각도를 주면서 조사할 수도 있다. 이 기술은 작은 관절부와 근막발통점증후군 치료에 이점이 있다.

소프트 레이저(SOFT LASER) 적용 순서

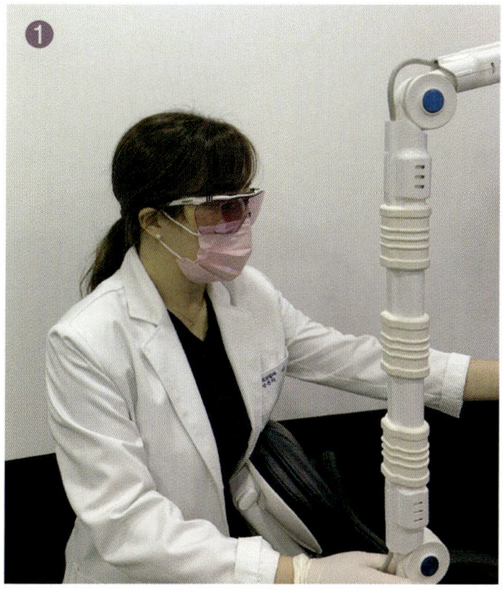

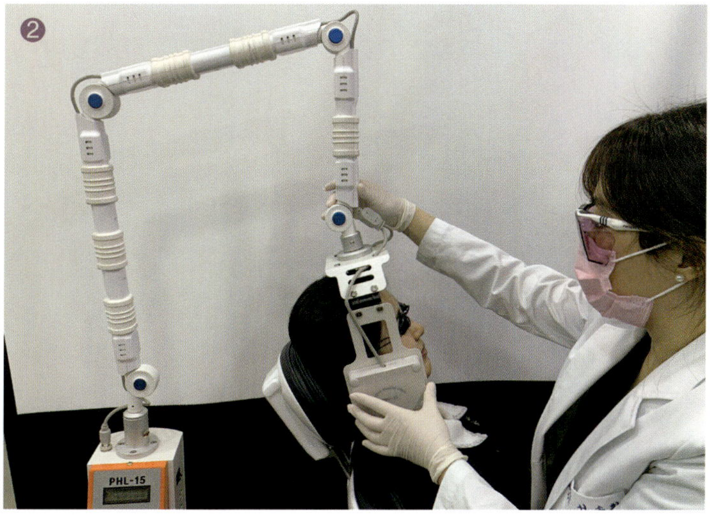

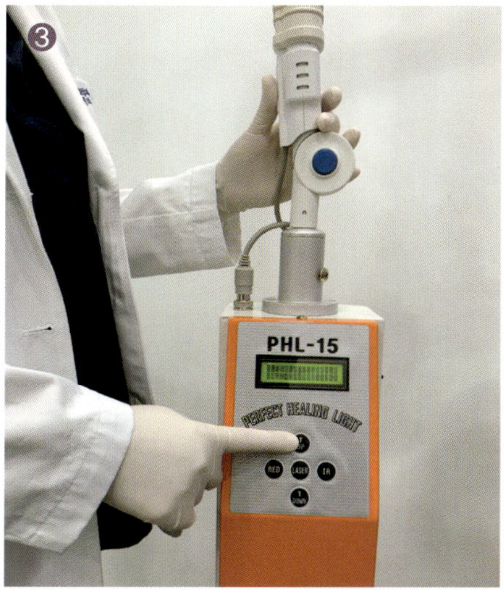

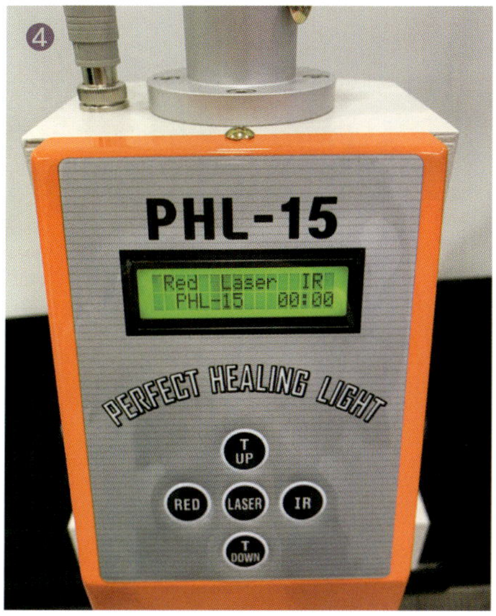

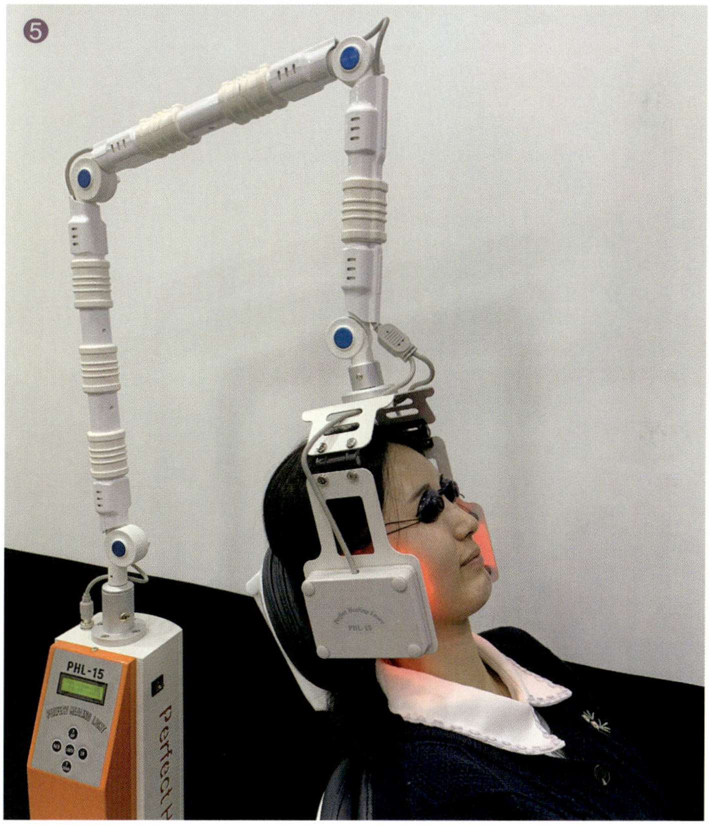

❶ 술자의 준비(각막 손상 방지를 위해, 고글을 착용한다.)

❷ Laser head를 TMJ에 최대한 가까이 위치시킨다.

❸ Red laser IR 버튼을 누른다.

❹ UP 버튼(타이머)을 10~15분으로 세팅한다.

❺ 최대한 편안한 자세로 10~15분 시행한다.

※Laser 불빛을 환자가 보지 않도록 주의사항을 알려준다.

제 4 장

그 외 적용 가능한 턱관절장애 물리치료

1. 운동요법(Exercise)
2. 수조작술(Manual manipulation)
3. 수조작술의 방법(Technique for manual manipulations)

1. 운동요법(Exercise)

1) 적응증

두부 전방 자세(forward head posture), 앞으로 굽은 어깨, 구부정한 등 등은 측두하악장애를 일으킬 수 있으므로 조심해야 한다.

2) 금기증

관절염, 인대염, 건염, 구조적 이상 등에서는 사용하지 않는다.

3) 효과

운동 범위를 증가시키고 통증을 감소시키고 근력과 근육의 길이 및 관절의 운동성을 유지시켜 통증의 재발을 방지한다.

4) 작용 기전

근육 길이를 신장시켜 운동 범위를 증가시키고 혈류 순환을 증가시킨다. 과신장된 근육은 강화시키고 짧아진 근육은 길이를 증가시켜 균형을 얻는 것이 목표이다.

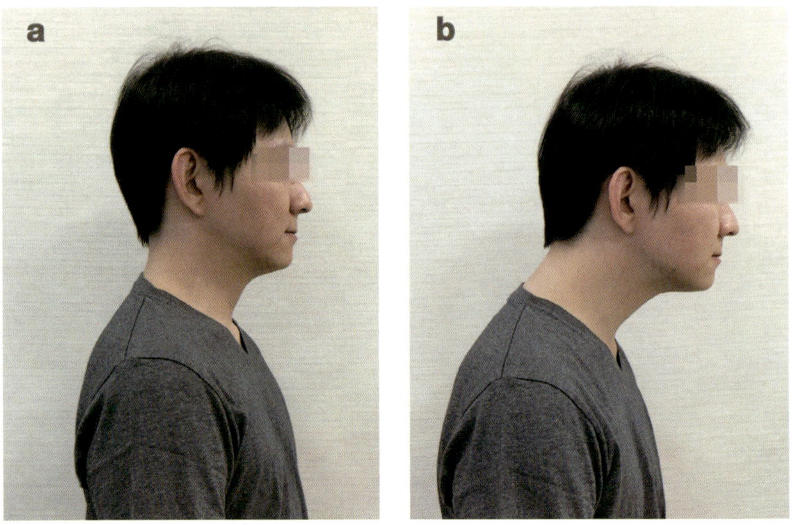

그림 21. a. 올바른 자세
b. 두부 전방 자세
두부 전방 자세는 측두하악관절, 설골, 경추의 연조직에 병적인 변화를 초래할 수 있다.

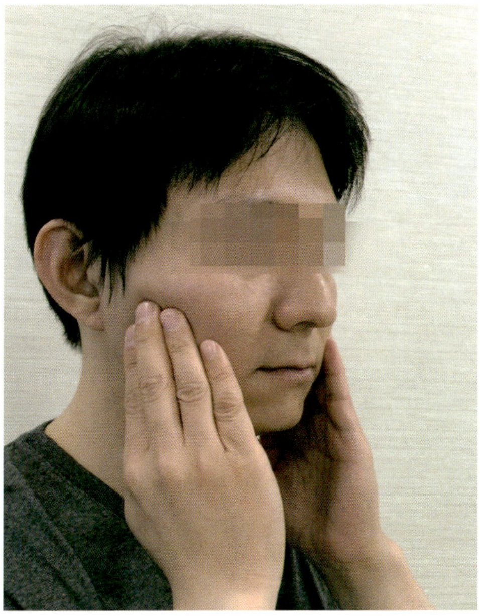

그림 22. 자가 마사지(self-massage). 통증과 근육 긴장을 감소시키는 효과가 있다.

5) 운동요법의 종류

(1) 자세 훈련(Postural training)

바른 자세는 목과 턱 근육의 비정상적인 긴장을 줄여 통증을 감소시키는 데 필수적이며, 서 있거나 앉아 있을 때 모두 바른 자세를 유지하는 것이 중요하다. 나쁜 자세로는 두부 전방 자세, 앞으로 굽은 어깨, 구부정한 등 등을 들 수 있으며 이러한 자세들은 두경부와 측두하악관절에 기능장애를 유발할 수 있다.

자세에 대한 교육은 이완된 상태로 앉는 자세를 취하는 것부터 시작한다. 반드시 요추 전만의 자세를 취해야 하며, 두부와 경부 간의 자세는 균형되게 이완된 상태를 유지하여야 한다. 이러한 자세는 작업 환경, 운전 자세, 가정에서의 여가 활동 같은 개개인의 필요에 따라 조절되어야 한다.

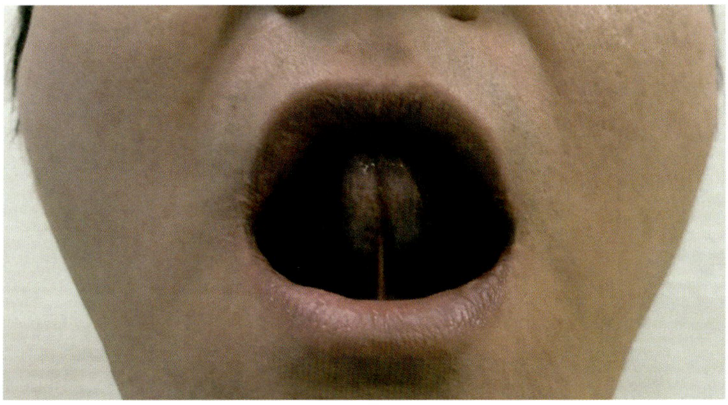

그림 23. 혀와 하악의 안정위
혀를 상악중절치 후방 구개에 위치시킨 상태에서 치아는 가볍게 이개시킨다.

① 하악과 혀의 위치 운동

하악과 혀에 대한 근신경운동은 과활성된 근육을 이완시켜 주기 때문에 환자는 휴식을 취할 때나 기능 시에 하악의 위치를 수시로 확인하고 적절하게 수정해야 한다. 이 악물기, 입술 깨물기, 비정상적인 혀의 위치 같은 악습관은 하악의 안정위에 나쁜 영향을 미치고 만성적인 미세 외상의 원인이 되므로 고쳐야 한다.

혀와 하악의 안정위는 혀로 '딱' 소리를 내게 하여 혀끝이 상악중절치 후방 구개에 가볍게 닿도록 하고, 이때 치아에는 닿지 않도록 교육한다. 이 위치에서 아래위 치아는 살짝 떨어져 있어야 하며 입술은 가볍게 다물어 코로 숨을 쉬도록 한다. 먹거나 말할 때를 제외하고는 항상 이 위치를 유지하도록 한다. 이러한 혀의 안정 위치는 구강 악습관을 제거하고 폐구근의 과활성을 감소시키는데 효과적이다.

② 어깨 자세 운동

앞으로 굽은 어깨를 펴기 위해서는 가슴을 펴고 양 어깨를 이완시킨 상태에서 어깻죽지가 맞닿을 정도로 뒤쪽 아래쪽으로 신전시켜 어깨올림근(견갑거근)을 비롯한 목등뼈(경추) 뒤쪽 근육을 신전시켜 준다. 또 다른 방법으로는 양발을 10센티미터 정도 떨어지게 서서 팔을 옆으로 하여 가볍게 주먹을 쥔 상태에서 엄지손가락이 앞으로 향하게 한 다음 양 엄지손가락을 뒤쪽, 바깥쪽으로 원을 그리듯 움직여 준다. 어깨는 아래로 당기고 가슴을 펴서 숨을 쉬면서 이 상태를 6초간 유지해 준다. 이 운동은 한 번에 6회 반복하고 하루에 6번 시행한다.

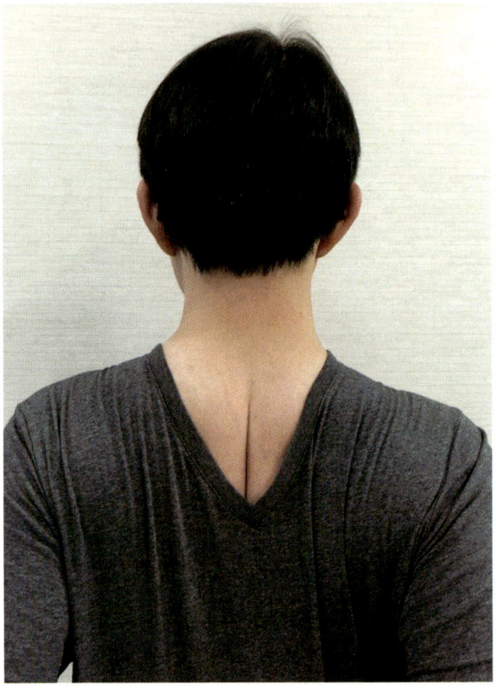

그림 24. 어깨 자세 운동
가슴을 펴고 양 어깨를 이완시킨 상태에서 어깻죽지가 맞닿을 정도로 뒤쪽 아래쪽으로 신전시킨다.

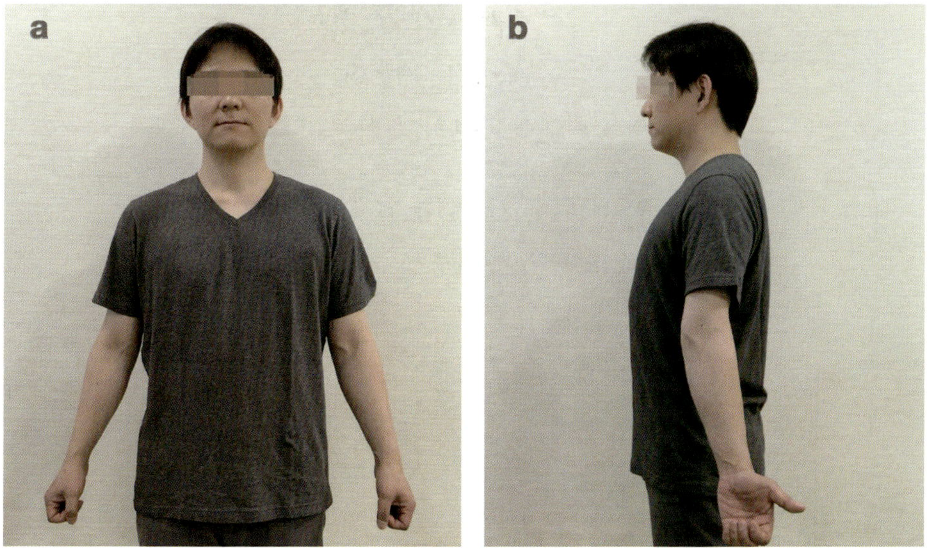

그림 25. 어깨 자세 운동
팔을 양 옆으로 하여 가볍게 주먹을 쥔 상태(a)에서 엄지손가락으로 뒤쪽, 바깥쪽으로 원을 그리듯 움직여 준다(b).

③ 머리 자세 운동

두부 전방 자세를 개선하기 위해서는 어깨 자세 운동을 하여 근육이 신장된 상태에서 머리를 약간 뒤로 보내서 귀와 어깨가 일직선 상에 위치하도록 하여 이중 턱을 만들어 준다. 코를 들거나 내려서는 안 되며 입을 벌리지 않도록 하며, 이 상태에서 호흡을 하면서 6초간 유지한다. 이 운동을 6회 반복한다. 손가락을 턱의 전방에 대고 가볍게 힘을 가하는 것도 두부 전방 자세를 개선시켜 후두하근의 신장과 이완을 돕는다.

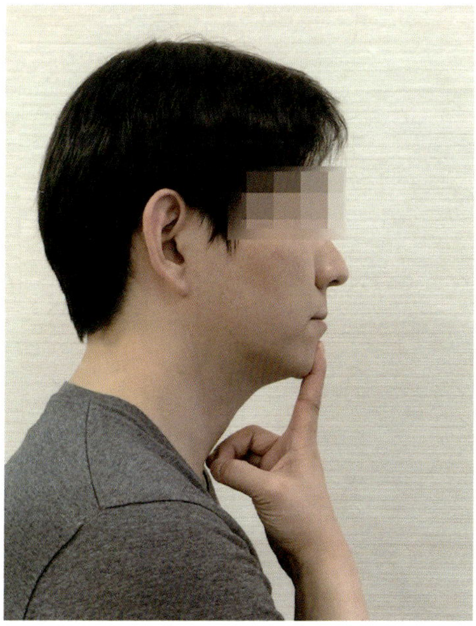

그림 26. 머리 자세 운동
두부 전방 자세의 교정. 손가락을 턱의 앞쪽에 대고 가볍게 아래턱에 힘을 가한다. 두부 전방 자세를 개선하여 후두하근의 신장과 이완을 돕는다.

④ 호흡

비호흡은 신체 건강에 필수적인 요소로서 공기가 폐에 도달하기 전에 비강을 통과하면서 따뜻하게 가습되고 이물질이 걸러지게 된다. 비호흡을 통해 들어온 공기가 폐에서 이상적인 가스 교환을 하기 위해서는 복식 호흡이 효과적이다. 비호흡은 복식 호흡을 보다 쉽게하게 하며 복식 호흡은 신체 전반의 이완을 유도하는 아주 효과적인 방법으로 이때 혀의 적절한 안정 위치는 비강 횡격막 호흡을 용이하게 한다.

복식 호흡은 횡격막과 늑간근을 강화하면서 강력한 이완 효과를 가진다. 환자는 스스로 충분히 이완되었다고 느낄 때까지 하루에 5~10분간 복식 호흡을 실시해야 하며, 이완 상태를 5~10분간 지속해야 한다. 이러한 훈련은 불안감을 감소시키는 데도 효과적이며 자세 운동, 신장 운동 등과 함께 시행할 경우 운동 효과가 증가되는 것으로 알려져 있다.

(2) 자가 운동요법(Self-exercise therapy)

물리치료는 운동 범위를 증가시키고 통증을 감소시키고 자가 운동요법은 근력과 근육의 길이 및 관절의 운동성을 유지시켜 통증의 재발을 방지한다. 신장 운동은 골격근 강화 운동 못지않게 중요하다.

자가 운동법이 최대 효과를 얻기 위해서는 운동을 매일 반복하여 근육이 긴장할 기회를 주지 않도록 한다. 가장 중요한 규칙은 적어도 2시간마다 반복, 즉 하루에 6회 정도 시행하는 것이다. 신장 운동을 할 때는 매번 한 가지 운동을 6회 반복하며 부드러운 신장 상태를 6초 정도 유지하도록 한다. 속도는 부드럽고 유연하게 하는 것이 중요하다. 신장운동을 시작하기 전에 숨을 들이마신 다음, 천천히 숨을 뱉어 내면서 근육이 이완되고 신장되는 것을 느끼도록 하고 통증이 유발될 때까지 신장되어서는 안 된다.

① 하악운동요법

● 수동적 신장 운동

측두하악장애 증상을 겪는 환자는 통증으로 턱을 잘 사용하지 않으려 하므로 근육의 길이가 짧아지고 위축되어 통증 유발 물질이 축적되고 혈류 감소를 야기하여 통증이 발생한다. 짧아진 근육에 대한 신장 운동은 근육의 길이와 기능을 정상으로 회복시켜 측두하악장애를 효과적으로 치료한다.

환자가 최대로 입을 벌린 상태에서 환자의 엄지는 상악 절치에, 검지는 하악 절치에 위치시키고 부드러운 힘을 지속적으로 가하면서 개구 운동을 시키는 것이 효과적이다. 열이나 얼음을 적용한 뒤 신장 운동을 시행하면 더욱 효과적이다.

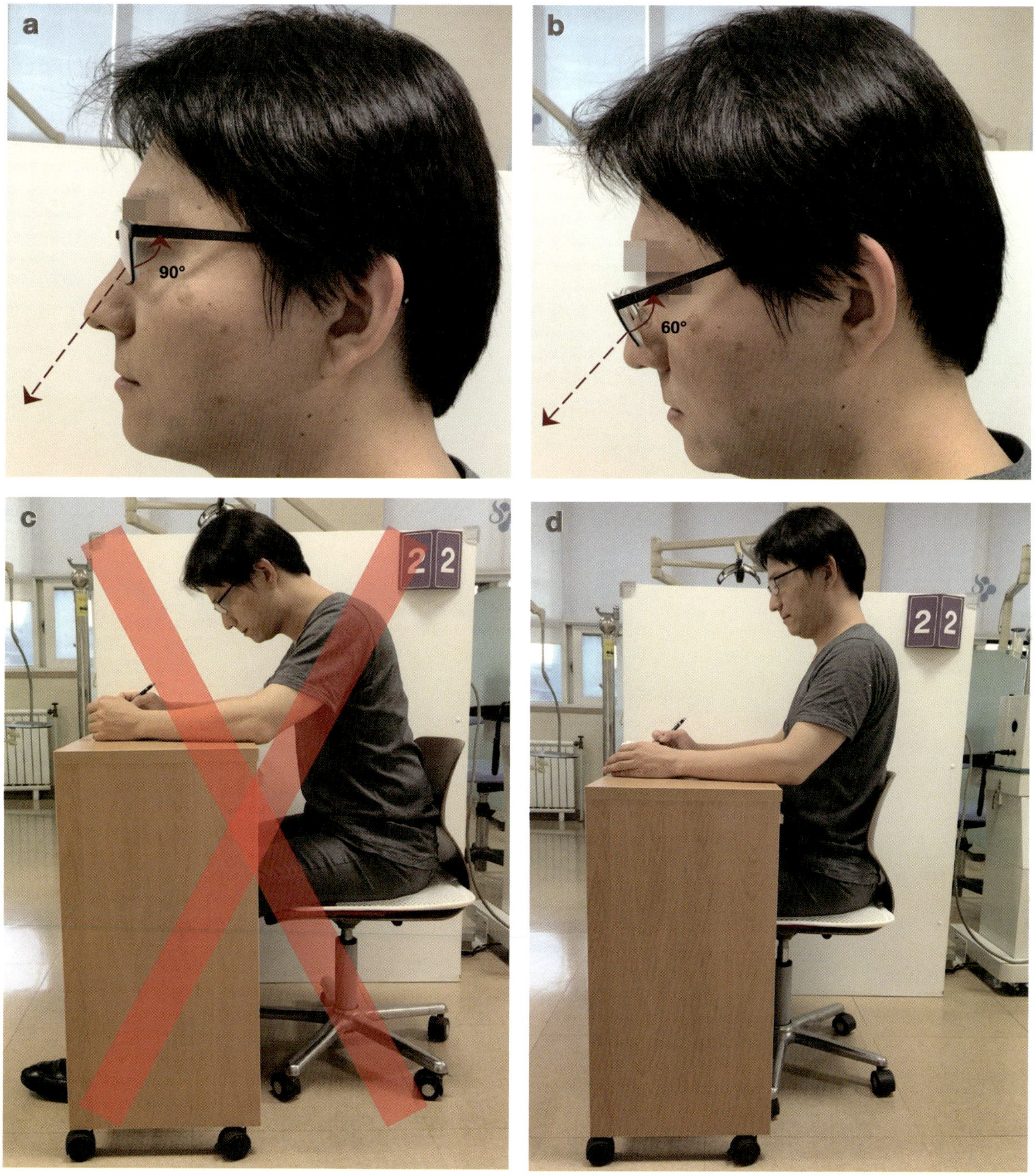

그림 27. 후방 목 근육의 불필요한 부하의 원인과 교정

a. 안경의 아래 테두리가 시야를 방해하는 자세로서 읽기 위해서는 머리를 앞으로 숙여야만 한다.

b. 안경 아래 테두리가 시야를 방해하지 않도록 볼에 가깝게 렌즈의 축을 30도 이상 기울이면 똑바르고 균형 잡힌 자세의 머리로 책을 읽을 수 있다.

c. ×표는 이상적이지 않은 자세를 가리킨다. 낮고 편평한 책상에서 일을 할 때 지속되는 척추 굽힘은 뒤쪽 목 근육의 힘줄 과부하를 야기한다. 불량한 자세는 너무 짧은 초점거리와 시야를 방해하는 안경 테두리에 의해 악화된다. 게다가 팔꿈치를 적절하게 지지할 만한 팔걸이의 부재는 상승모근의 끌어당기는 힘을 발생시킨다. 등받이로 요추를 지지하지 않는 것은 정상 전만 곡선의 전도를 야기하고, 낮은 책상은 경추의 굽힘을 증가시킨다.

d. 기울어진 작업대를 가진 더 높은 테이블에서 글을 쓰고, 흉추와 요추 연결 부위의 지지와 팔걸이로 인해 흉골을 들어올려 줄 수 있는 의자에 앉아 있는 좋은 자세. 더 높은 책상은 더 적절한 무릎 공간을 제공하고, 기울어진 작업대는 적절한 팔걸이 지지가 없을 때 팔을 지지하기 위해서 몸을 더 가까이 위치시킬 수 있도록 해 준다. 이 모든 것은 스트레스를 없애고 균형 잡힌 머리 자세를 갖는데 기여한다.

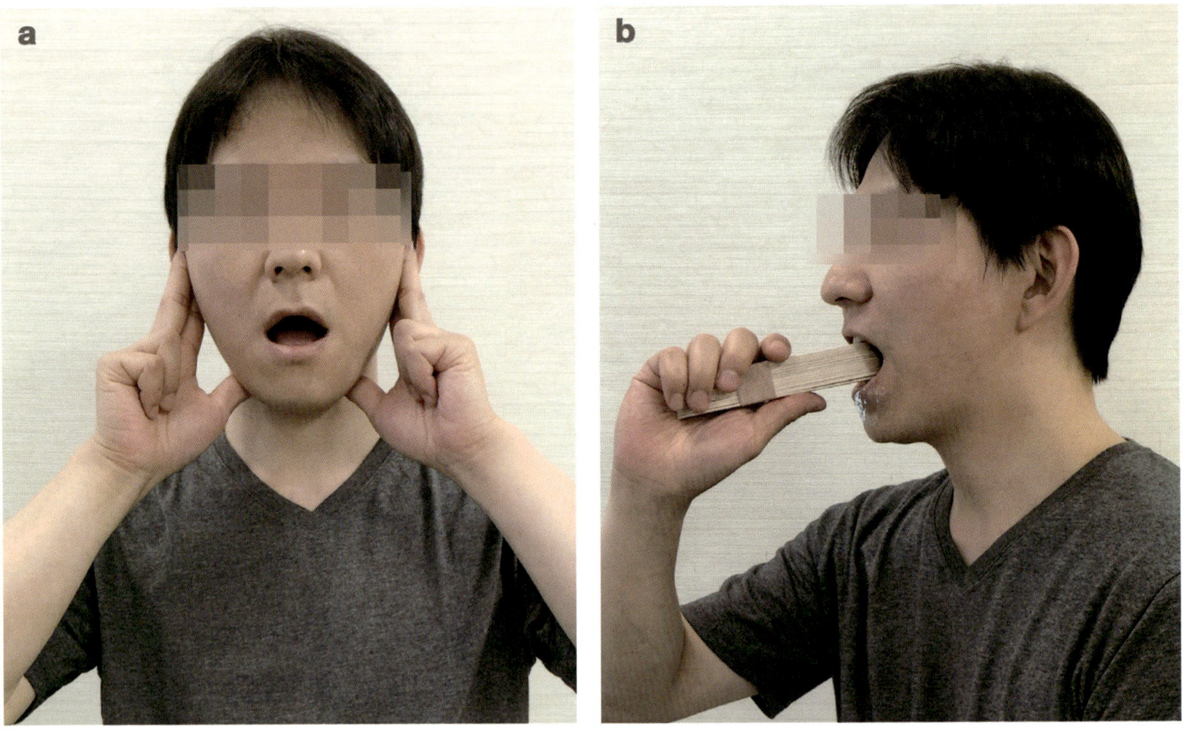

그림 28. a. 턱관절의 회전 운동. 간단한 보조 기구를 이용한 수동적 신장 운동 b. 하악 수동적 신장요법

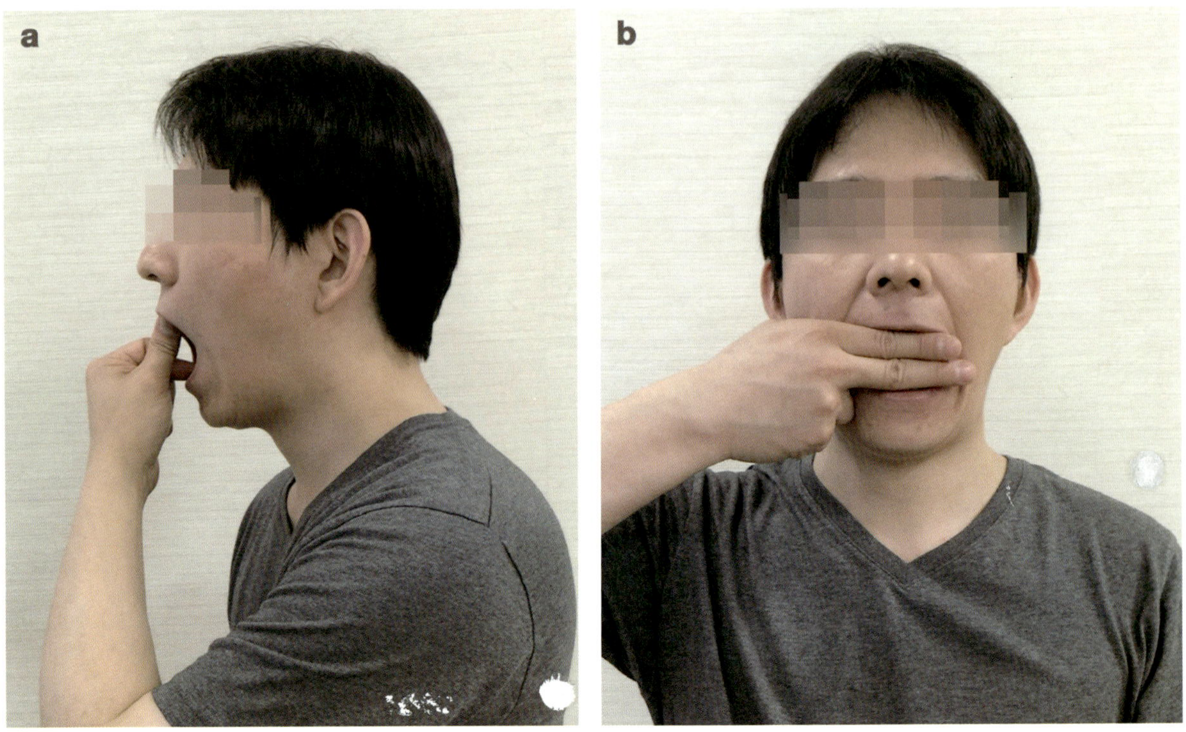

그림 29. 턱관절에 대한 수동적 신장 운동(TMJ passive stretch exercise)
a. 환자가 최대 개구한 상태에서 엄지와 검지를 사용하여 신장시킨다. b. 손가락 마디를 이용하여 수동적 신장 운동을 할 수도 있다.

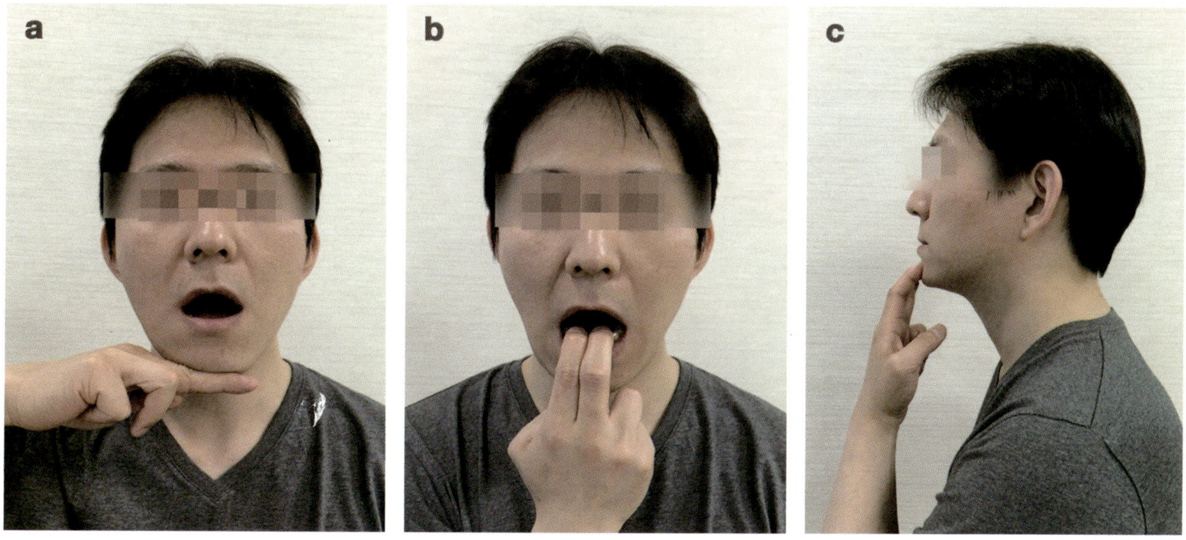

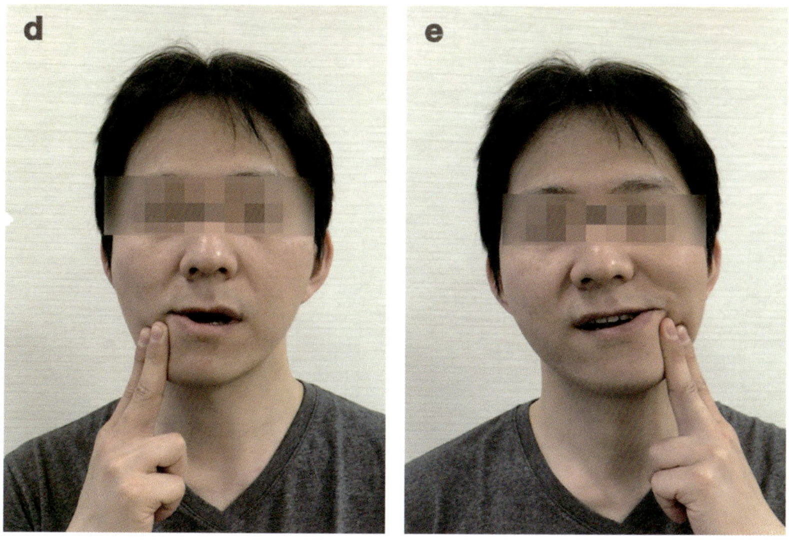

그림 30.
a~e. 저항 운동(resistance exercise). 가벼운 저항을 가하면서 아래턱을 각 방향으로 운동시킨다.
a. 개구 저항 운동
b. 폐구 저항 운동
c. 전방 저항 운동
d. 우측방 저항 운동
e. 좌측방 저항 운동

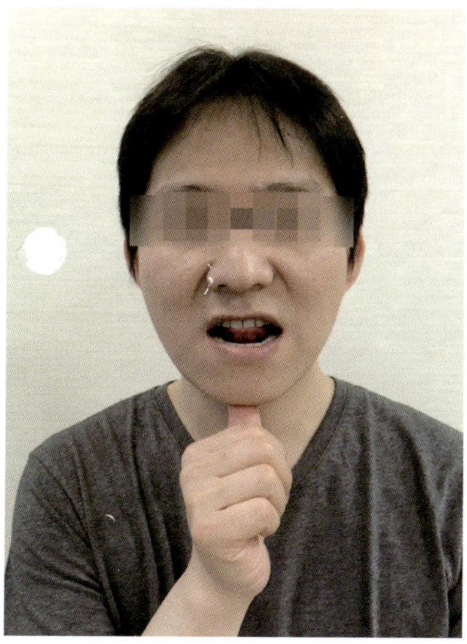

그림 31. 등척성 운동(isometric exercise)
적당한 범위로 개구한 상태에서 턱 밑에 손가락을 대고 아래턱에 가벼운 저항을 가한다. 이때 개구하려는 힘과 턱 밑에서 가하는 힘이 균형을 이루어 아래턱이 움직이지 않도록 한다.

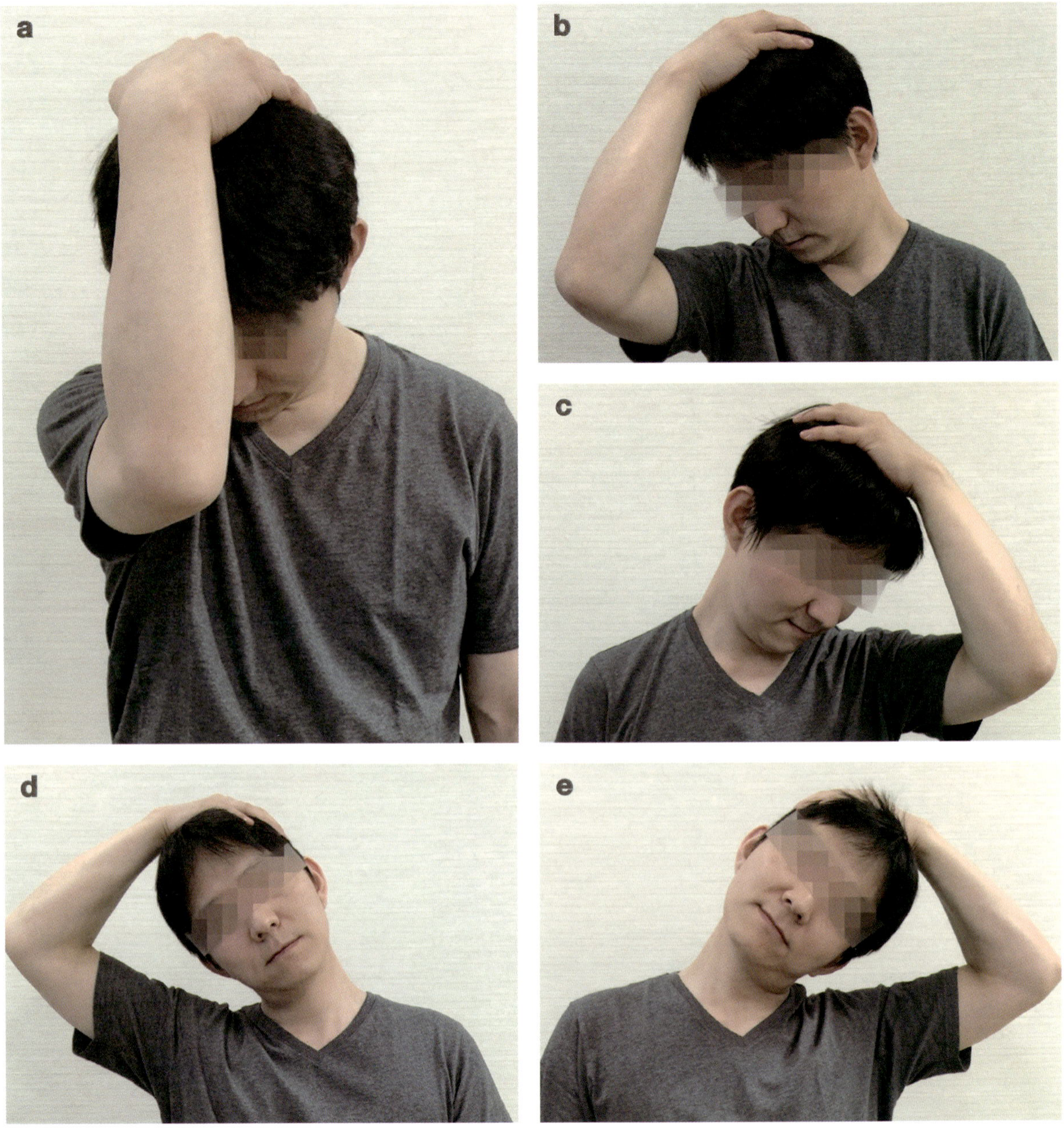

그림 32. a~e. 목, 어깨의 수동적 신장 운동(Passive stretch exercises).

수동적 신장 운동은 비정복성 관절원판전위로 인하여 관절 운동이 제한된 환자에서 운동 범위를 증가시키는데 시행할 수도 있으며, 측두하악관절 수술 후에도 사용된다.

● 저항 운동

저항 운동은 약화된 저작근을 강화하고 변위나 편위, 지그재그 개구로와 같은 비대칭적인 하악 운동을 개선하며 근육의 이완을 돕기 위해 사용된다. 저항 운동은 반사성 이완이나 상호 억제의 개념을 이용한다.

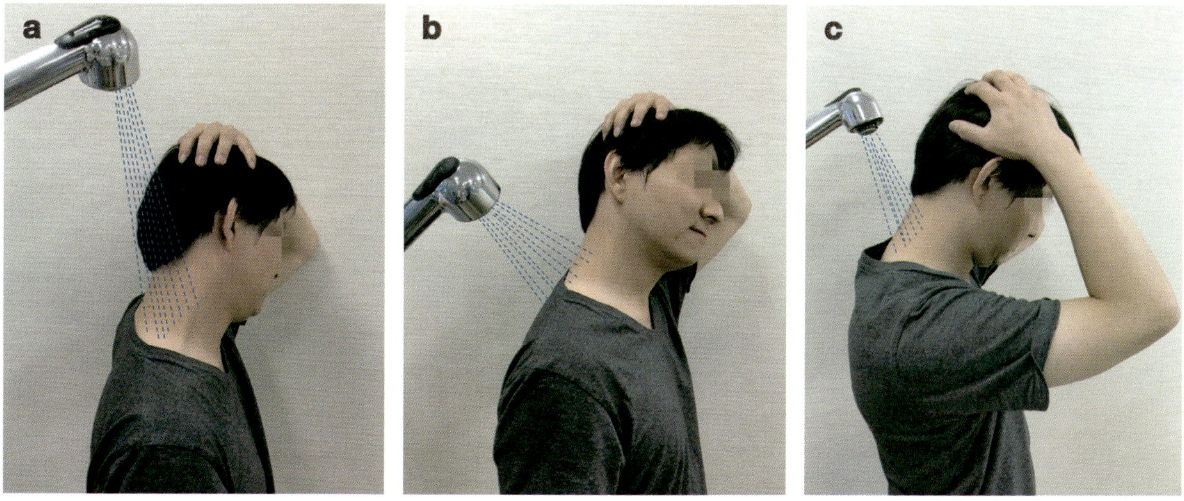

그림 33. 샤워하면서 하는 혼합 자가-신장 운동: 견갑거근, 상승모근, 후경근과 후두하근

a. 반대편 겨드랑이를 바라보며 하는 우측 견갑거근의 자가-신장. 바닥을 바라보며, 반대쪽 손은 근육을 신장시키면서 유양돌기(꼭지돌기) 부근 위로 머리를 돌린 채 잡고 근육을 조여준다.

b. 반대편으로 목을 옆으로 구부린 상태에서 얼굴을 가능한 한 멀리 돌리되 해당 근육과 같은 쪽은 편안하게 하여 우측 상승모근의 자가-신장을 하며, 환자는 천천히 숨을 내쉬고 팔의 무게로 근육이 조여지게끔 한다. 근육이 이완될 때 반대쪽 손은 바닥을 향해 아래로 뻗는다.

c. 후경근의 자가-신장. 후두부 부분은 엄지에 의해 쥐어지는데, 손이 머리의 활동적인 굽힘을 도우면서, 검지에 의해 잡힌다. 환자는 아래를 내려다보고 천천히 숨을 내쉰다.

※참고: 머리를 천천히 옆으로 굽히고 돌리면서 이완이 요구되는 발통대 띠를 위한 즉각적인 자세를 찾을 수 있다. 모든 경우에서 근육을 뒤덮는 피부에 따듯한 물로 샤워를 하는 효과는 근육의 편안함과 이완을 돕는다. 이 운동은 서 있는 것뿐만 아니라 앉은 자세에서도 행해져야 할 것이다. 견갑거근과 상승모근이 견갑골과 쇄골에 붙어 있기 때문에 각각 팔을 그들의 원심 부착 지점보다 더 낮게 뻗어서 근육을 신장시킨다. 이것은 그들 사이의 유용한 상호억제를 제공한다. 목의 한쪽 근육을 신장시키는 것은 반대쪽 근육을 가장 짧은 상태로 만들기 때문에 그 근육들의 잠재적인 발통점(TrP)을 활성시킬 수 있고 반응성 경련을 일으킬 수 있다. 그러므로 이 우측 견갑거근과 상승모근의 ⓐ와 ⓑ의 신장은 왼쪽에서 근육의 상호 반응이 수행되어야 한다. 활동적인 운동 범위는 각각의 신장에 따라 행해져야 한다.

환자에게 손가락을 턱 밑에 받치고 저항을 느끼면서 개구하고, 폐구 시에는 손을 떼서 저항을 가하지 않도록 교육한다. 개구뿐만 아니라 폐구나 측방 운동, 전방 운동 등 다양한 방향에 대하여 저항 운동을 할 수 있다. 역시 1회에 6회씩 반복하고 하루에 6회 시행한다. 운동 시 통증이 유발되지 않게 가벼운 힘을 가해야 하며 통증이 발생하면 운동을 중단한다.

② 목과 어깨에 대한 운동요법

신장을 요하는 주요 부위는 경추 상부, 경추와 흉추의 연결부, 사각근, 승모근, 견갑거근과 흉근이다. 환자에게 정확한 운동법을 교육하고 그 효과를 평가하여야 하며, 모든 운동은 통증을 유발하지 않는 범위 내에서 시행되어야 한다.

턱, 머리 및 자세를 바로잡기 위한 여섯 가지 기본 운동

다음은 턱관절 물리요법의 권위자인 로카바도(Rocabado)가 턱관절 및 두경부 통증 환자를 치료하기 위하여 개발한 운동법(Rocabado's 6x6 technique)을 개량하여 환자 스스로가 집에서 시행할 수 있도록 작성한 것입니다.

이 운동의 목적은 환자가 자신의 턱, 목 및 몸 전체의 자세를 점검하여 좋지 않은 자세를 스스로 바로잡을 수 있도록 도와 주려는데 있습니다. 그렇게 함으로써 환자는 보다 나은 관절 기능과 운동 범위를 회복할 수 있어서 더욱 편안하고 정상적인 근육의 기능을 유지시킬 수 있기 때문입니다.

※ 다음 지시대로 시행합니다.

- 아래 기록된 바와 같이 치과의사가 지시하는 대로만 시행합니다.
- 어느 장소에서나 행할 수 있으나 한 가지 운동을 1분 이상은 계속하지 않습니다.
- 아래의 여섯 가지 기본 운동을 각각 6회 반복하고 그와 같은 운동을 하루에 6회 실시합니다.

❶ 혀의 안정 위치

- 혀를 입천장 앞쪽에 대고 '딱' 소리를 낸 다음 이 위치를 유지합니다.
- 이때 혀의 앞부분 3분의 1을 입천장에 살짝 닿도록 하되 혀가 어느 치아에도 닿아서는 안 됩니다.
- 이때 상하의 치아는 서로 맞닿아 있으면 안 됩니다.
- 숨은 코로 쉬도록 합니다.
- 위와 같은 상태가 평상시에도 유지되도록 합니다.

❷ 턱 관절 회전 운동(a)

- 혀를 안정 위치에 위치시킵니다.
- 턱관절 부위에 양손의 둘째 손가락을 대고 입을 벌리되 턱관절의 돌출되는 부위가 손가락보다 앞으로 나오는 느낌이 들면 입 벌리기를 중단하고 그 상태에서 입을 다뭅니다.
- 양 쪽의 턱관절이 돌출되는 것이 동시에 이루어지도록 입을 똑바로 벌릴 수 있도록 합니다.
- 이때 혀는 입천장에서 떨어져서는 안 됩니다.
- 이 범위 내에서 음식을 씹도록 하면 턱관절이 탈구되는 것을 예방할 수 있습니다.

a

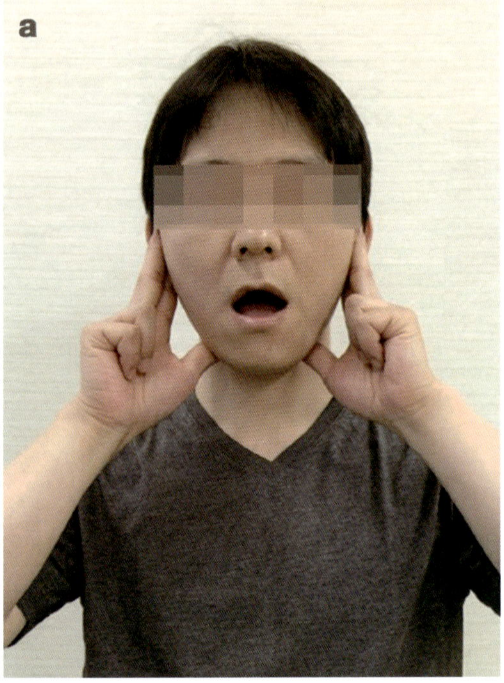

❸ 목 펴기(b)

- 턱을 목 가까이로 편안하게 잡아당긴 다음 그 상태에서 목을 똑바로 세웁니다.
- 평상시에도 이런 자세를 유지하도록 합니다.

b

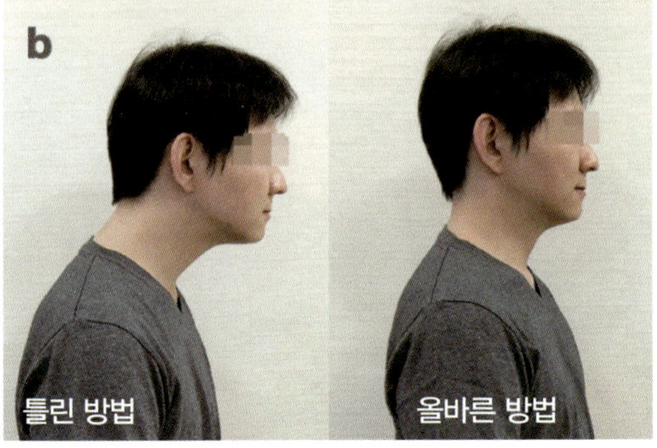

틀린 방법 올바른 방법

❹ 목관절 안정 위치(c)

- 목을 안정된 위치에 두기 위하여 목 뒤에서 양손으로 깍지를 낍니다.
- 그다음 목을 똑바로 세운 뒤 머리를 앞으로 숙여 턱을 몸통에 붙입니다.

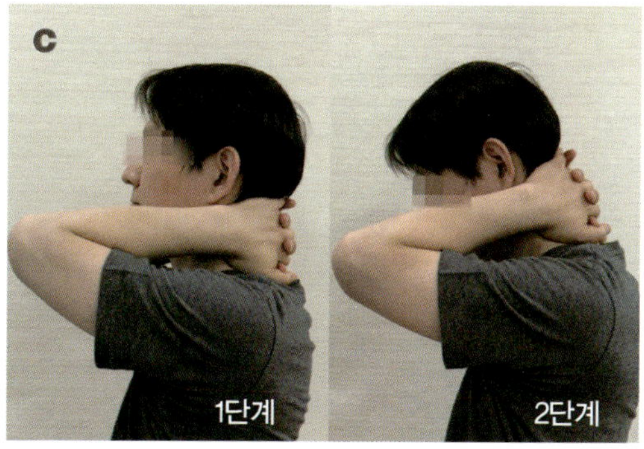

❺ 목 운동(d)

- 턱을 최대한 목 쪽으로 끌어당겨 목에 붙인 자세에서 운동을 시작합니다.
- 도리도리 식으로 좌우로 머리 돌리기를 6회 반복하되 턱이 목에서 떨어지지 않도록 주의해야 합니다
- 그다음 역시 턱을 목에 붙인 자세에서 좌우로 숙여 귀가 어깨에 닿는 느낌으로 운동을 6회 반복하되 턱이 목에서 떨어지지 않도록 주의해야 합니다.
- 그다음 머리를 앞뒤로 숙이고 젖히는 운동을 6회 반복합니다.
- 목운동을 시행할 때에는 첫째, 턱을 끌어당겨 목에 붙이는 자세를 유지해야 하며 둘째, 상체가 흔들려서는 안 되며 셋째, 처음부터 무리하게 운동 범위를 크게 시행하면 통증이 더 악화될 수 있으므로 주의해야 합니다.

※ 만일 통증을 느끼면 즉시 중단하고 통증을 느끼지 않는 범위 내에서만 시행해야 합니다.

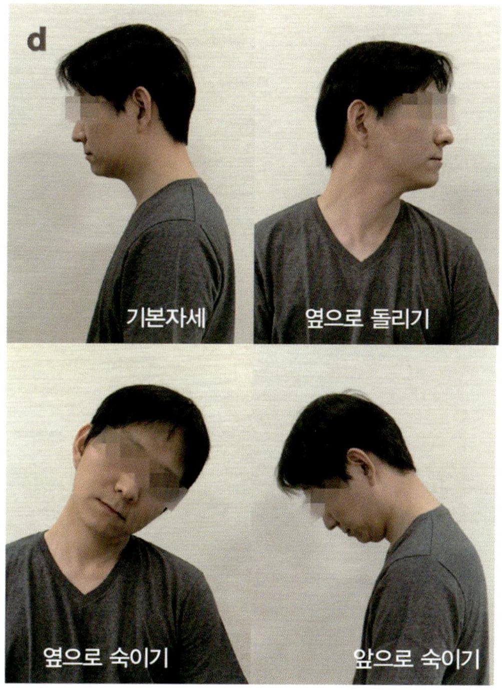

❻ 어깨 자세(e)

- 양 어깻죽지를 뒤로 잡아당겨 젖히는 동시에 아래로 내려 뜨립니다.
- 어깨가 위로 올라가서는 안 됩니다.

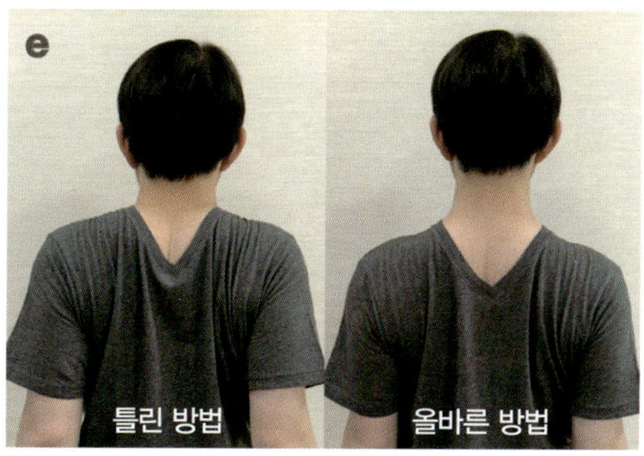

근막통증증후군 스트레칭 방법

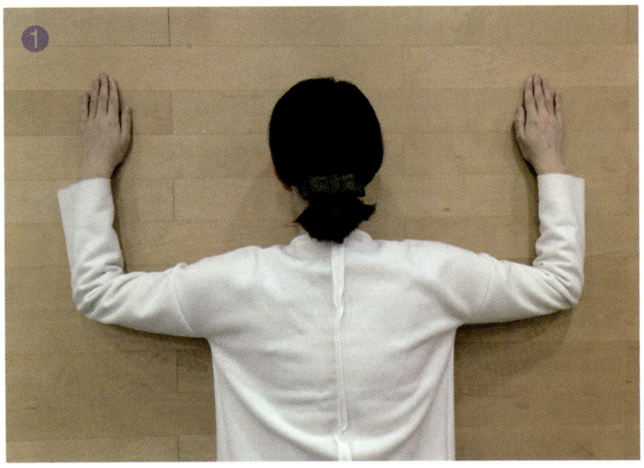

모든 동작은 정지 상태로 15초간 유지하고, 3회 반복 후 2분 동안 쉬고 방향을 바꿔서 다시 3회 반복한다.

❶ 벽을 보고 선 채 양손을 머리 높이까지 올리고 팔을 양쪽으로 벌린다. 손바닥에서부터 팔꿈치까지 부분을 벽에 붙이고 몸통 전체를 앞으로 민다.

❷ 왼 손목을 오른손으로 잡고 머리를 오른 어깨 쪽으로 약간 기울인다. 오른손으로 왼팔을 뒤쪽으로 당겨주면서 머리를 왼 어깨쪽으로 돌린다.

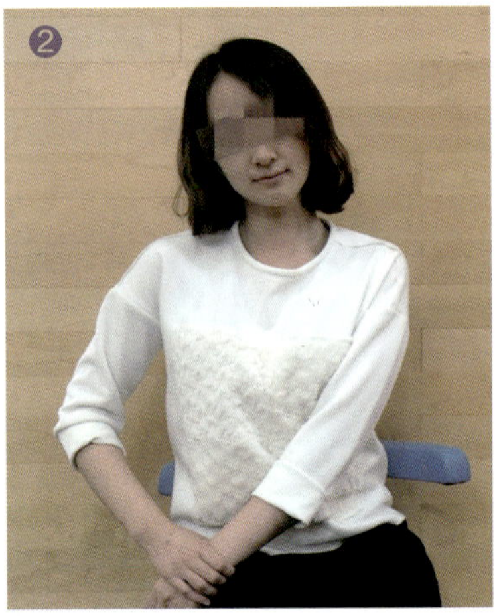

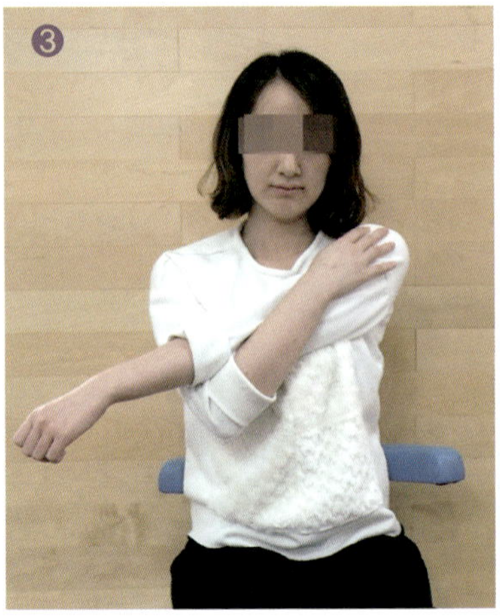

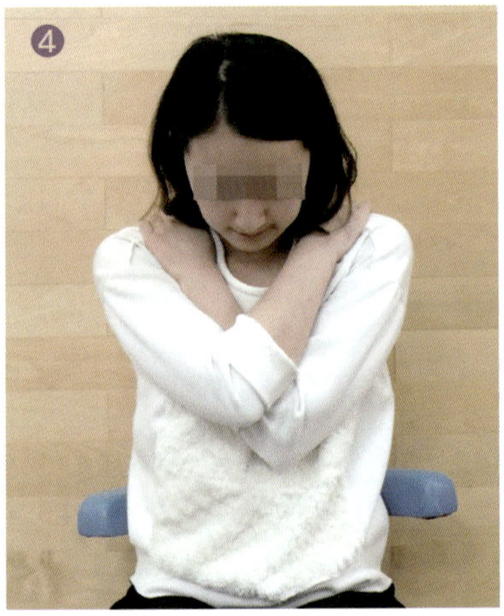

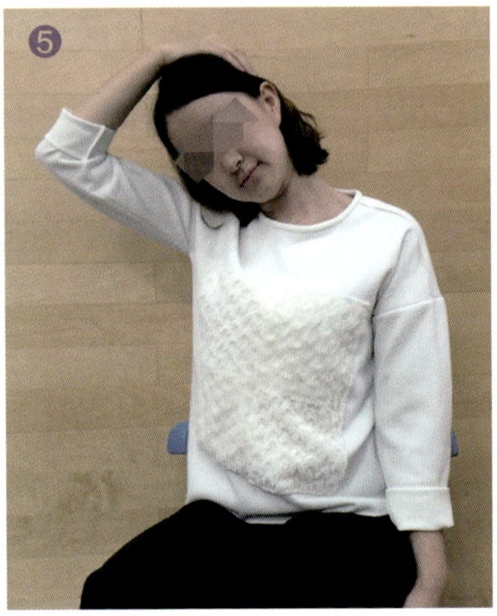

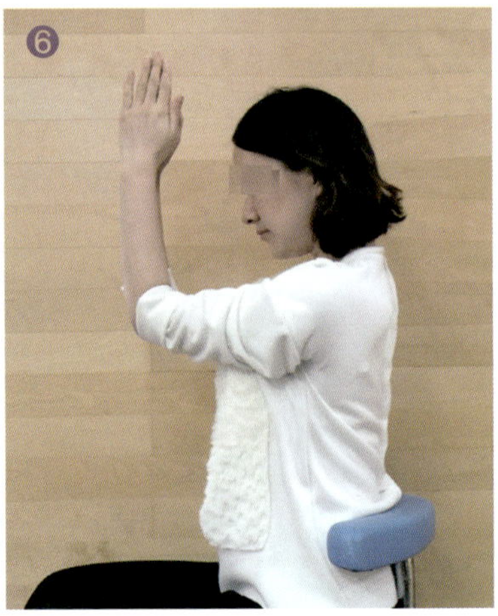

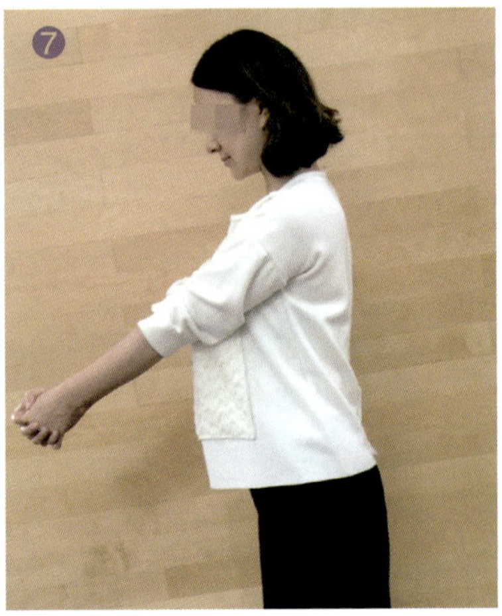

❸ 한쪽 팔로 반대쪽 팔을 감싸 안고 감싸 안은 팔 쪽 어깨를 잡는다. 잡은 어깨를 내리면서 뒤쪽으로 지그시 민다.

❹ 양팔을 교차해 반대편 어깨를 잡는다. 고개를 숙이면서 양 어깨를 아래로 지그시 내려 누른다.

❺ 한쪽 손으로 의자 좌판을 잡고 반대쪽 손바닥으로 머리를 감싸잡은 다음 머리를 잡은 손 쪽으로 당긴다.

❻ 의자에 앉아 고개를 숙이고 양손바닥과 팔꿈치를 붙인 다음 위로 밀어 올린다.

❼ 바르게 서서 양팔을 앞으로 펴고 두 손을 깍지 낀다. 고개를 숙이고 어깨를 아래로 내리면서 양팔 사이를 최대한 좁힌다.

머리를 옆으로 숙이는 신장 운동은 바른 자세로 의자에 앉거나 선 자세에서 숨을 들이쉰 다음 천천히 내쉬면서 오른쪽 귀가 동측 어깨에 근접하도록 머리를 옆으로 천천히 숙여 신장시킨다. 이때 어깨가 움직이지 않도록 주의한다. 충분히 신장시킨 상태에서 6초간 멈추는데, 이 과정을 6회 반복한 다음 방향을 바꾸어 시행한다. 이 운동은 사각근, 승모근, 견갑거근, 흉쇄유돌근을 신장시킨다.

목과 어깨에 대한 신장 운동은 바른 자세에서 숨을 들이쉰 다음 천천히 내쉬면서 턱이 가슴에 닿도록 머리를 앞으로 숙여 준다. 이때 한 손이나 양손으로 머리를 쥐고 가벼운 힘을 가해 수동적 신장 운동을할 수도 있다. 다음 머리를 45도 옆으로 돌린 위치에서 동측의 손으로 머리를 가볍게 잡고 머리를 숙이면서 부드러운 힘을 가해 수동적 신장 운동을 한다. 이것은 두판상근(머리널판근), 경판상근(목널판근), 승모근, 견갑거근의 신장에 효과적이다.

2. 수조작술(Manual manipulation)

수조작법은 연조직가동술, 관절가동술, 근육조건화의 3가지로 나눌 수 있다.

1) 연조직가동술(Soft tissue mobilization)

근육성 통증을 조절하는 데 유용하며 표재성 및 심부 마사지로 시행할 수 있다. 통증부의 부드러운 마사지는 근육의 무통성 신장과 함께 통증 감소에 유용하므로 환자에게 가르쳐 주는 것이 유익하다. 심부 마사지는 정상 근육 기능을 회복하는 데 있어 부드러운 마사지보다 더 유용하지만 물리치료사가 시행하여야 한다. 심부 마사지는 조직을 가동시켜 그 부위로 흐르는 혈류량을 증가시키며 발통점을 제거하는 데 도움을 줄 수 있다.

2) 관절가동술(Joint mobilization)

관절신전은 급성 비정복성 관절원판(디스크) 전위를 처치하는 데 유용하다. 술자의 엄지손가락을 환자의 이환측 구강 내 하악 제2대구치에 위치시키고, 다른 손가락은 엄지손가락보다 앞쪽의 하악 하연에 위치시키며, 술자의 반대편 손은 신전되는 턱관절 위에서 머리를 감싸 잡아서 두개골을 안정시킨다. 대구치에서 엄지손가락을 아래쪽으로 힘을 주고 나머지 손가락은 아래턱의 전방부를 당기면서 시행한다. 충분한 측방 운동이 일어나면 20~30초 동안 신전력을 가하고 나서 힘주는 것을 중단하고 손가락을 입에서 빼낸 뒤 환자에게 전치부의 절단면끼리 가볍게 닿도록 입을 다물게 한다. 몇 초 동안 이완시킨 후 입을 크게 벌렸다가 다시 이러한 전방 위치로 다물게 하는데, 관절원판이 성공적으로 정복되었다면 환자는 최대 범위로 입을 벌릴 수 있어야 한다.

3) 근조절요법(Muscle conditioning)

통증으로 턱 사용이 줄어들면 근육이 짧아지고 위축될 수 있는데, 환자는 정상적인 기능과 운동범위 회복을 위해 자가운동법을 배워야 한다. 치과의사나 물리치료사는 수동적 근육 신장, 보조적 근육 신장, 저항 운동과 자세 운동 형태의 근육 프로그램을 행할 수 있다.

(1) 수동적 근육 신장(Passive muscle stretching)

근육의 부드러운 수동적 신장은 정상 근육 길이와 기능 회복을 도울 수 있다. 환자에게 통증을 느끼기 전까지 매우 천천히 입을 벌리도록 지시한다.

(2) 보조적 근육 신장(Assisted muscle stretching)

근육의 길이를 회복해야 할 필요가 있을 때 시행하며 부드럽고 간헐적인 힘으로 행해져야 한다. 분사신장요법은 발통점 제거에 흔히 사용되는 처치법으로 근육 신장 전에 에틸클로라이드 분사(ethylchloride spray)를 이용한다(저서에 기술된 플루오르메탄은 오존층 파괴의 주된 원인 가스로 1989년 몬트리올 협정에 의해 우리나라에서는 2010년부터 사용 금지됨). 분사는 발통점 부위에 적용한 다음 연관통 부위로 적용하며 3~4회 분사 후 근육을 최대 기능적 길이까지 능동적으로 신장시킨다. 근육이 신장되면 손으로 따뜻하게 하고 이 과정을 2~3회 반복한다. 근육의 능동적 신장으로 발통점이 제거된다고 생각되며 분사는 일시적 통증 감소로 근육을 통증 없이 신장시킬 수 있는 단순히 반대 자극제로 사용된다. 보조적 근육 신장은 발통점 제거 외에도 관절경술과 관절 제거술과 같은 측두하악관절 수술 후와 영구적인 비정복성 관절원판 전위 환자에서 운동 범위 증가를 위해 이용되기도 한다.

(3) 저항 운동(Resistance exercise)

반사성 이완이나 상호 억제 개념을 이용한 것으로 환자에게 턱 밑에 주먹을 받치고 저항력에 대하여 부드럽게 개구하도록 교육한다. 1회에 10번씩 반복하고 하루에 6회 시행하는데, 만약 통증이 발생하면 중단해야 한다. 근육에 속발성으로 개구 제한이 발생할 때 유용하며 통증성 관절낭 내 제한에 대하여는 시행해서는 안 된다.

(4) 자세 훈련(Postural training)

두부 전방 자세를 가진 근육성 측두하악관절장애 환자에게 머리와 어깨 간의 좀 더 적절한 관계를 유지하도록 훈련시키는 것은 측두하악장애 증상을 감소시키는 데 유용할 수 있다. 그러나 이 운동의 효과는 규명되지 않고 있으므로 이 분야에서의 충분한 과학적 연구가 필요하다.

3. 수조작술의 방법(Technique for manual manipulations)

관절원판의 정복(整復)을 위해서는 먼저 환자 스스로 정복할 수 있도록 시도하게끔 하는 것이 우선이다. 입을 약간 벌린 채로 아래턱을 전위된 쪽의 반대쪽으로 가능한 멀리 움직이게 한 후 입을 최대로 벌리게 한다. 몇 차례 반복한 후에도 정복시킬 수 없다면 수조작술에 의한 정복을 시도하여야 한다.

① 술자의 엄지손가락을 환자의 이환측 하악 제2대구치 교합면에 위치시키고 다른 손가락은 엄지손가 락보다 전방 하연에 위치시킨다. 반대편 손은 신전되는 턱관절 위에서 머리를 감싸 잡아 두개골을 안정시킨다.

② 이환측 구치부의 엄지손가락은 아래 방향으로 힘을 가하면서 동시에 아래턱의 전방 하연에 있는 나머지 손가락으로 위쪽 방향의 힘을 가한다.(관절이 신전되는 동안 환자가 아래턱을 서서히 앞으로 내밀도록 하거나 반대편으로 움직이도록 하면 도움이 된다.)

③ 충분한 측방 운동이 일어나면 20~30초 동안 일정한 신전력(distractive force)을 관절에 지속적으로 가하면서 환자에게 긴장을 풀게 한다.

④ 신전력을 가한 뒤 힘주는 것을 중단하고 손가락을 입에서 빼낸다. 환자에게 전치부의 절단면끼리 가볍게 닿도록 입을 다물게하고, 몇 초 동안 이완시킨 다음 입을 크게 벌리게 하였다가 다시 전방 위치로 다물게 한다.

관절원판이 성공적으로 정복되었다면 환자는 최대 범위로 개구할 수 있으며, 전방 위치 장치를 즉시 장착시켜서 원판의 재전위가 일어나지 않도록 해야 한다. 급성 관절원판 전위를 정복한 후 처음 2~4일 동안에는 전방 위치 장치를 계속해서 사용하게 함으로써 전위 동안 변형되었던 관절원판의 형태를 회복하도록 하면 정상적인 위치를 유지하기가 더 쉬워진다. 그러나 관절원판이 영구적으로 변형되었다면 정상적인 위치를 유지하는 것이 어려워지므로 정상적인 형태를 유지할 가능성이 있는 급성 관절원판 전위의 경우에만 수조작술을 시도해야 한다. 정상적인 과두-원판 관계를 가지게 되면, 예외적인 경우를 제외하고는 정복성 관절원판 전위 환자와 동일한 방법으로 치료해야 한다.

전위된 관절원판을 정복할 때 수조작술의 성공은 다음의 3가지 요소에 의해 좌우된다.

첫째는 외측익돌근(가쪽날개근) 상두의 활성도다. 이 근육은 성공적인 정복을 허용할 만큼 충분히 이완되어 있어야 하는데, 만약 통증이나 기능이상으로 인해 과활성이 지속되면 관절원판의 정복을 시도하기 전에 국소마취제를 주사한다.

수조작 관절원판정복술(Manual disc reduction technique)

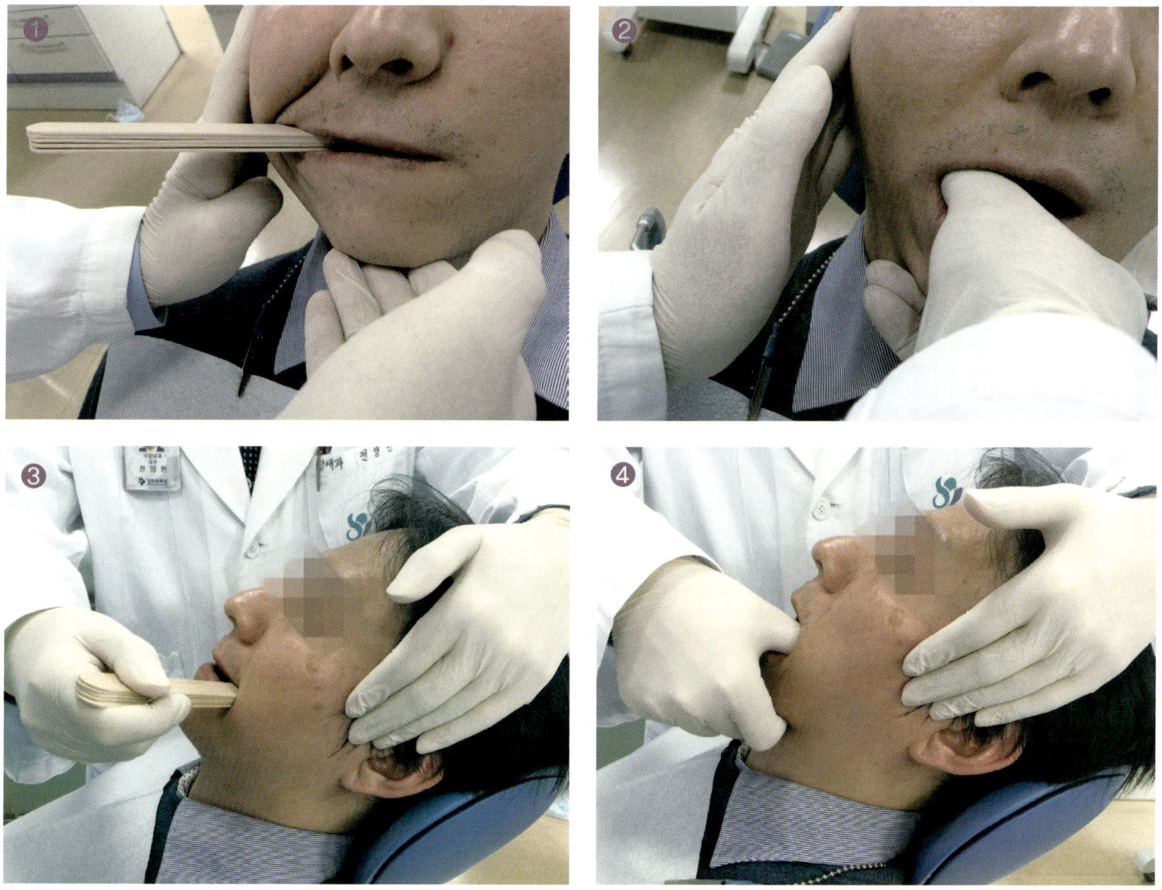

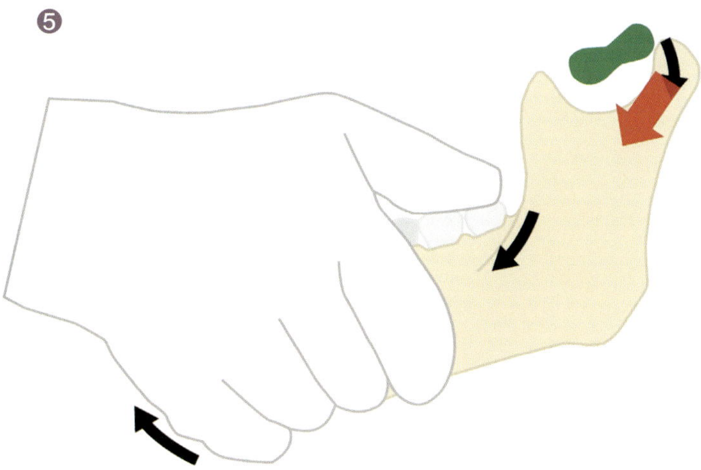

❶ 우측 턱관절의 급성 비정복성 관절원판 변위(폐구성과두걸림)가 있는 환자로서 최대 개구 25 mm이다. 설압자를 여러 개 이용하여, 5~10분 물고 있게 하여 저작근의 이완을 먼저 유도한다

❷ 술자는 오른손 엄지손가락을 환자의 구강 내 하악 좌측 제2대구치에 올려놓고 아래 턱을 단단히 잡는다. 왼손으로는 관절 위치와 상태를 확인한다. 왼손으로 머리를 고정시킨 채 오른손은 대구치 부위는 하방으로, 아래턱 부위는 상방으로 부드러우면서 강한 힘을 가한다. 과두가 전위된 관절원판 부위로 들어감을 확인한다.

❸~❹ 좌측 턱관절의 급성 비정복성 관절원판 변위가 있는 환자에게 같은 방법으로 수조작 관절원판정복술을 시행한다.

❺ 효과적인 관절 신전을 위한 적당한 힘의 벡터(검은색 화살표) 및 벡터의 합(붉은색 화살표)

둘째, 관절원판이 과두 상에 재위치될 수 있도록 하기 위해서는 관절원판 공간이 충분히 확보되어 있어야 한다. 거상근의 활성이 증가하면 관절내압이 증가되어 관절원판의 정복을 더욱 어렵게 만들기 때문에 환자를 격려해서 긴장을 풀게 하고 입을 세게 다물지 않도록 하여야 한다.

셋째, 과두가 최전방 활주 위치에 있어야 한다. 관절원판에 대하여 후방력 또는 견인력을 나타내는 유일한 구조는 원판후조직 상층이며, 이 조직이 효과적으로 작용하기 위해서는 과두가 최전방에 위치하여야 한다.

두세 번 정도 더 시도하여도 관절원판이 성공적으로 정복되지 않는다면, 원판후조직 상층에 기능 이상이 있거나 관절원판 형태의 전반적 상실이 있음을 의미한다. 일단 조직이 이렇게 변화되면 관절원판의 전위는 대부분 영구적으로 된다. 관절원판이 영구적으로 전위된 경우 한때는 관절에 대한 외과적 회복이 필요한 것처럼 보였다. 그러나 이에 대한 수년간의 연구를 통해서 대부분의 환자에서 수술은 필요하지 않을 수 있다는 점을 알게 되었다.

여러 연구에서 많은 환자들이 원판이 영구적으로 변위되었음에도 불구하고 시간이 경과함에 따라 비교적 정상적인 관절 기능을 수행할 수 있음이 밝혀졌다. 영구적인 관절원판 전위를 가진 환자에게 원판후조직에 가해지는 힘을 감소시켜 주는 교합안정장치를 사용하게 해야 하는데, 특히 수면-관련 이갈이가 존재하는 경우에 더욱 그러하다. 이러한 보존적인 치료법으로 통증을 감소시키지 못하였을 때만 수술과 같은 보다 공격적인 치료가 고려되어야 한다.

1. 전양현, 강수경, 정성희, 어규식, 홍정표. 구강안면통증의 이해. 제2판. 서울. 지성출판사. 2010;206~207.
2. 대한안면통증구강내과학회. 구강안면통증과 측두하악장애. 서울. 신흥인터내셔날. 2010;176~201.
3. 전양현. 긴장성두통의 치의학적 고찰. 대한측두하악장애학회지 2013;23(2):1~6.
4. 전양현, 강수경, 정성희, 어규식, 홍정표. 구강안면통증:분류, 평가 및 치료를 위한 지침. 4판. 서울. 지성출판사. 2010;75~76.
5. 전양현. 긴장성두통의 진단과 치료. 대한치과의사협회지 2009;47(2):68~74.
6. 어규식, 홍정표, 전양현. 긴장성두통과 측두하악장애의 통증을 중심으로 한 임상적 비교. 대한구강내과학회지 2004;29(4): 353~365.
7. 이홍규, 홍정표, 전양현. 긴장성 두통의 치의학적 평가. 대한구강내과학회지 2004;29(4):395~406.
8. 전양현, 홍정표. 긴장성 두통. 대한치과의사협회지 2003;41(9):604~609.
9. 김병국, 임영관. Lim Myofascial Pain, and the Spraying and Stretching Technique. 대한구강내과학회지 2000;25:325~329.
10. 김수범, 김영준, 김철, 박문수. 온열요법이 전이부의 표층부 혈류량과 피부 온도에 미치는 영향. 대한구강내과학회지 2005;30:401~410.
11. 조성국, 어규식, 전양현, 홍정표. 경피신경자극치료기(TENS)의 기능별 주파수에 따른 교근과 피개상피의 혈류변화에 관한 연구. 대한구강내과학회지 2009;34:115~122.
12. 김영구, 이승우, 정성창. 구강안면통증환자에 대한 전기침자극요법의 임상효과에 관한 연구. 대한구강내과학회지 2000;25:109~116.
13. 정진우. 구강안면 영역에서의 경피성신경자극과 전기침자극요법이 전류인지역치에 미치는 영향. 대한구강내과학회지 1999;24:301~313.
14. 이강영. 두개하악장애 환자에 대한 근육이완장치요법, 전기침자극요법, 약물요법의 비교연구. 대한구강내과학회지 1995;25:29.
15. 정애리, 김기석. 합곡에 대한 전기침술자극요법 시 하악구치의 통증역치에 미치는 효과에 관한 연구. 대한구강내과학회지 1995;20:105~115.
16. 한동준. 합곡에 대한 전기침술자극요법 시 하악전치의 동통역치에 미치는 효과에 관한 연구. 대한구강내과학회지 1995;20.
17. 김기범. 대영과 승장에 대한 전기침자극요법 시 하악전치의 통증역치에 미치는 효과에 관한 연구. 대한구강내과학회지 1995;19.
18. 김덕한, 김인영, 박봉수, 안용우, 정성희. Apoptotic Effect of co-treatment with HS-1200 and Cisplatin on SCC25 Human Tongue Squamous Cell Carcinoma Cell Line. 대한구강내과학회지 2013;38:221~233.
19. 김기석. Effects of GaAs(904 nm) Low Level Laser Therapy on Dentin Hypersensitivity. 대한구강내과학회지 2011;36: 215~224.
20. 박주현, 전영미, 권정승, 안형준. Application of CO_2 laser in Minor Surgery of Oral Soft Tissue:Case Reports. 대한구강내과학회지 2010;35:177~182.
21. 조성국, 어규식, 전양현, 홍정표. 경피신경자극치료기(TENS)의 기능별 주파수에 따른 교근과 피개상피의 혈류변화에 관한 연구. 대한구강내과학회지 2009;34:115~122.
22. 유일준, 김미은, 김기석. 승모근 근막통증의 치료방법에 따른 치료효과 비교. 대한구강내과학회지 2003;28:369~377.
23. 김선영, 고명연, 박봉수, 김규천, 박준상. Effect of Low Level Laser Irradiation on Human Oral Squamous Carcinoma Cells. 대한구강내과학회지 2004;29:109~117.
24. 최우등, 안형준, 김종열, 최종훈. ND : Yag Laser와 Electroacupuncture Stimulation Therapy(EAST)에 의한 치아의 마취효과. 대한구강내과학회지 2004;29:455~461.

25. 정다운, 조은애, 안형준. 이산화탄소 레이저를 이용한 모설의 치료. 대한구강내과학회지 2013;38:97~101.

26. 원태희, 김기석. Effects of GaAs(904 nm) Low Level Laser Therapy on Dentin Hypersensitivity. 대한구강내과학회지 2011;36:215~224.

27. 김윤미, 윤희정, 김현실, 김기덩, 정복영, 방난심, 박원세. Minimally Invasive Laser-Assisted Biopsy of the Oral Lesions for Oral Graft-Versus-Host Disease after Hematopoietic Stem-Cell Transplantation. 대한구강내과학회지 2012;37:147~154.

28. 윤인종, 어규식, 전양현, 홍정표. 저출력 레이저가 구강미생물에 미치는 영향. 대한구강내과학회지 2010;35:31~39.

29. 최영찬, 박주현, 안형준. 이산화탄소 레이저(CO_2 laser)를 이용한 치은에 발생한 자극성 섬유종의 치료. 대한구강내과학회지 2010;35:119~122.

30. 허준영, 태일호, 고명연, 안용우. 삼차신경통 환자에서 저출력 레이저 조사에 따른 전류인지역치의 변화효과. 대한구강내과학회지 2008;33:97~103.

31. 권경민, 태일호, 고명윤, 안영우. The Treatment of Gingival Hyperpigmentation by CO_2 Laser. 대한구강내과학회지 2009;34:257~260.

32. Hyun Park, Young-Mi Jeon, Jeong-Seung Kwon, Hyung-Joon Ahn. Application of CO_2 laser in Minor Surgery of Oral Soft Tissue: Case Reports. 대한구강내과학회지 2010;35:177~182.

33. 윤왕로, 이현주, 안종모, 윤정훈. Nd:YAG 레이저를 이용한 구강 내 외상성 섬유종과 신경초종의 치험례. 대한구강내과학회지 2004;29:463~468.

34. 김근아, 안용우, 고명연, 박준상. Er:YAG 레이저를 이용한 법랑질과 상아질의 절삭률 연구. 대한구강내과학회지 2005;30:131~140.

35. Seok-Ho Ko, Soo-Kyung Kang, Q-Schick Auh, Jung-Pyo Hong, Yang-Hyun Chun. Evaluation of Temporomandibular Disorders with Tension-Type Headache by Gender. 대한구강내과학회지 2009;34:303~316.

36. 권은형, 이주영, 전양현, 홍정표. 근막통증 환자의 측두근에서 측정된 음악에 의한 혈액관류 변화. 대한구강내과학회지 2006;31:37~45.

37. 박형윤, 배성제, 유상훈, 전양현, 홍정표, 어규식. 두개 주변 압통과 관련된 긴장성두통과 측두하악장애에 기인한 두통과의 RDC/TMD Axis II에 따른 비교. 대한구강내과학회지 2010;35:123~133.

38. Sang-Hoon Yoo, Min-Jae Kim, Joo-Yeon Chang, Soo-Kyung Kang, Q-Schick Auh, Jung-Pyo Hong, Yang-Hyun Chun. Effect of Masticatory Muscle Pain Control by Morphine. 대한구강내과학회지 2012;37:169~182.

39. Yeong-Gwan Im, Hey-Sung Baek, Guem-Sug Lee, Byung-Gook Kim. Surface Electromyographic Characteristics of a Myofascial Trigger Point of the Temporalis Muscle: A Case Report. 대한구강내과학회지 2013;38:261~266.

40. 고명연, 박준상, 조수현. 구강안면통증 환자의 발통점에 대한 저출력 레이저치료의 임상적 효과에 대한 연구. 대한구강내과학회지 1999;24:269~280.

41. 김윤기. 두개하악장애 환자의 저작근 내 발통점 피부 온도측정에 관한 연구. 대한구강내과학회지 1998;1:6~7.

42. 송태영, 김기석. 정상인의 측두근 및 교근 내 발통점의 피부온도 측정에 대한 신뢰도에 관한 연구. 대한구강내과학회지 1997;22:137~143.

43. 김선영, 박준상. 저출력레이저를 이용한 교근 및 승모근 발통점의 치료에 관한 연구. 대한구강내과학회지 1996;21:25~36.

44. Jun-Han Shin, Jeong-Seung Kwon, Seong Taek Kim, Hyung-Uk Park, Jong-Hoon Choi. Study of Disclusion Time during Mandibular Eccentric Movement in Myofascial Pain Syndrome Patients by T-Scan II, Computerized Occlusal Analysis System. 대한구강내과학회지 2011;36:187~197.

45. Seong-Ju Hong, Chang-Lyuk Yoon, Jong-Mo Ahn, Ji-Won Ryu. Treatment of Chronic Myofascial Pain with Botulinum Toxin:Case Report. 대한구강내과학회지 2010;35:221~227.

46. 유일준, 김미은, 김기석. 승모근 근막통증의 치료방법에 따른 치료효과 비교. 대한구강내과학회지 2003;28:369~377.

47. 강진규. 근막통증으로 인한 하악 구치부 연관통의 임상 증례. 대한구강내과학회지 2007;32:455~460.

48. 안성우, 박은희, 김미은. Botulinum Toxin type A injection Versus Lidocaine Injection for Myofascial Pain Involving upper Trapezius. 대한구강내과학회지 2005;30:345~351.

49. 김정원, 전이선, 권은형, 전양현, 조재오, 홍정표. Microstructural Change of Muscle Damage and Regeneration Following Intramuscular Lidocaine Injection. 대한구강내과학회지 2004;29:21~31.

50. Byung-Gook Kim, Young-Gwan Lim. Myofascial Pain, and the Spraying and Stretching Technique. 대한구강내과학회지 2000;25:325~329.

51. Jin-Woo Chung. Effect of Dry Needling on Subjective Pain and EMG Activity of Myofascial Trigger Points. 대한구강내과학회지 2002;27:219~226.

52. Deuk-Jin Jung, Ki-Suk Kim. Study on the Skin Temperatures of the Orofacial Trigger Points for the Patients with TMJ disorders. 대한구강내과학회지 2001;26:345~353.

53. Soo-Hyun Cho, June-Sang Park, Myung-Yun Ko. Therapeutic Effect of Low Level Laser Therapy on the Trigger Points. 대한구강내과학회지 2000;25:331~343.

54. Dong-Joon Han, Ki-Suk Kim. Reliability of Infrared Thermographic Imaging in the Orofacial Region. 대한구강내과학회지 2001;26:355~367.

55. 김정원, 이경은, 선새아, 서봉직. Locking-free Appliance(LA)를 이용한 개구운동치료 : 예비실험. 대한구강내과학회지 2013;38:29~34.

56. 정성창, 김형석. 악관절 폐구성 과두걸림환자의 하악운동에 관한 연구 — 치료 전후의 하악운동 범위 및 양상. 대한구강내과학회지 1991;16:113~120.

57. 옥수민, 김창용, 정성희, 안용우, 고명연. 청소년 측두하악장애 환자의 임상적 연구. 대한구강내과학회지 2012;37:47~59.

58. Hyung-Uk Park, Jeong-Seung Kwon, Seong Taek Kim, Jong-Hoon Choi, Hyung-Joon Ahn. The Influence of Botulinum Toxin Type A on Masticatory Efficiency. 대한구강내과학회지 2013;38:53~67.

59. Ji-won Ryu. Case report: Anterior Open bite after injection of Botulinum Toxin on Masseter Muscles. 대한구강내과학회지 2013;38:325~331.

60. 유지원, 윤창륙, 조영곤, 안종모. 구강안면 운동장애의 임상적 증상 발현. 대한구강내과학회지 2008;33:375~382.

61. Ronald Melzack, Patrick D. Wall. Pain Mechanisms: A New Theory. Science 1965;150:971~979. 배성수 등. 물리치료학개론. 서울. 대학서림. 2011;18~68.

62. Michael A. Pagliarulo, Introduction to physical therapy. 서울. 정담미디어. 2009;19~46.

부록

< 치과 병원에서의 손 위생 시점과 방법 >

1. 알코올 젤

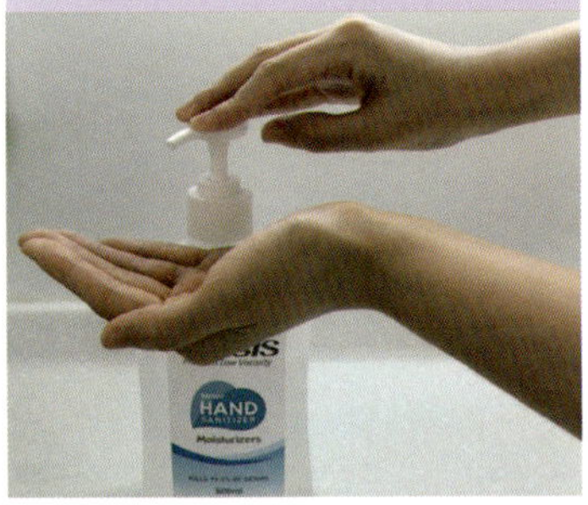

손 위생 시점
청결 또는 무균처치 전
체액이나 분비물에 노출될 위험이 있는 행위를 하고 난 후
투약 시 (개별 포장된 경구약물 투약 시에는 제외)

1. 물과 비누

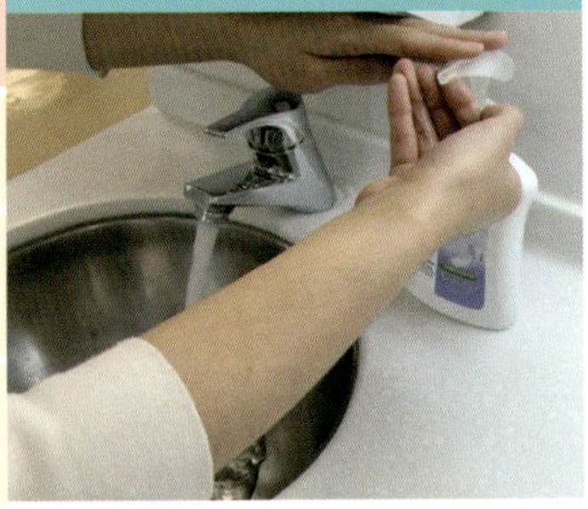

15초 동안 마찰하기

2. 손바닥

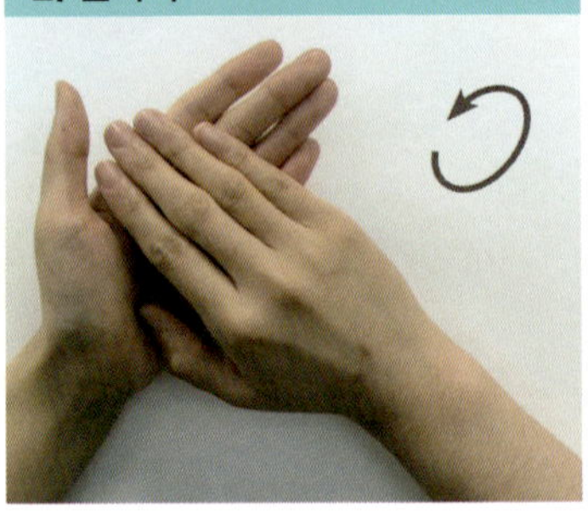

3. 손등

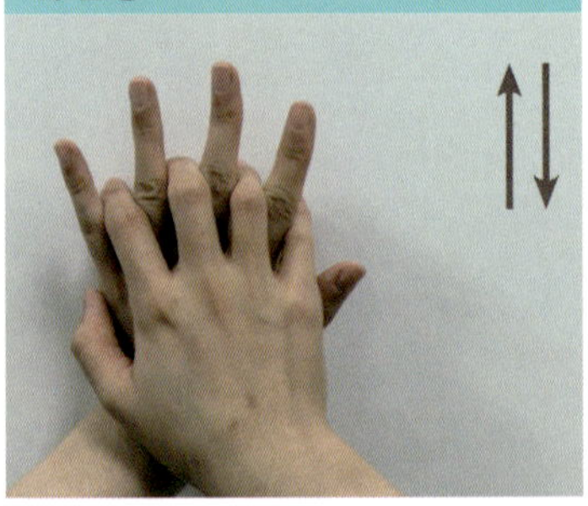

4. 손가락 사이

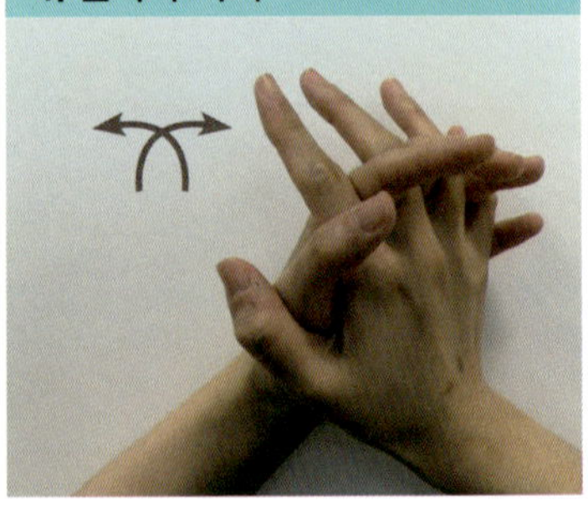

5. 손가락 뒷면

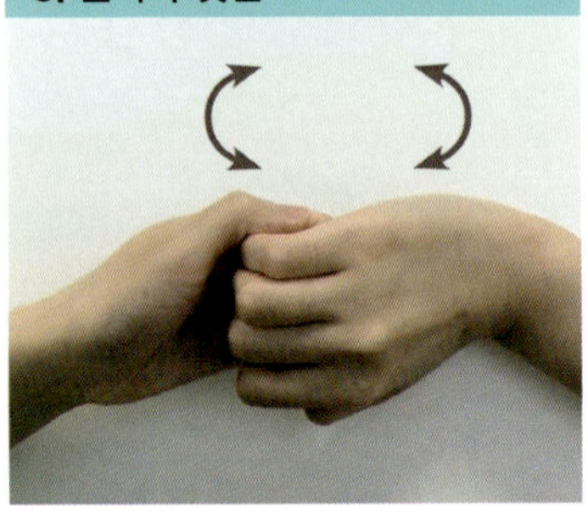

6. 엄지손가락

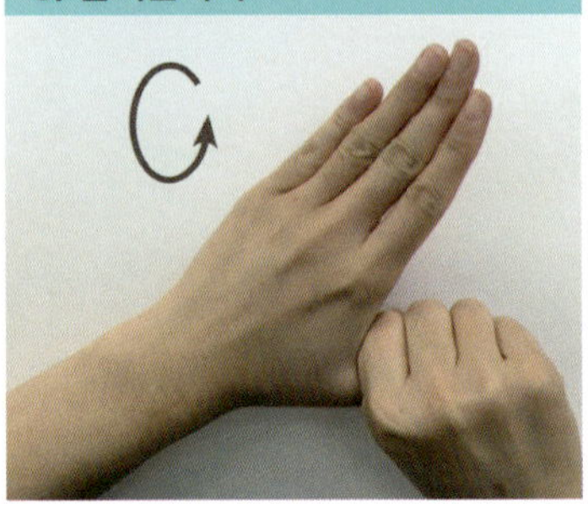

7. 손끝

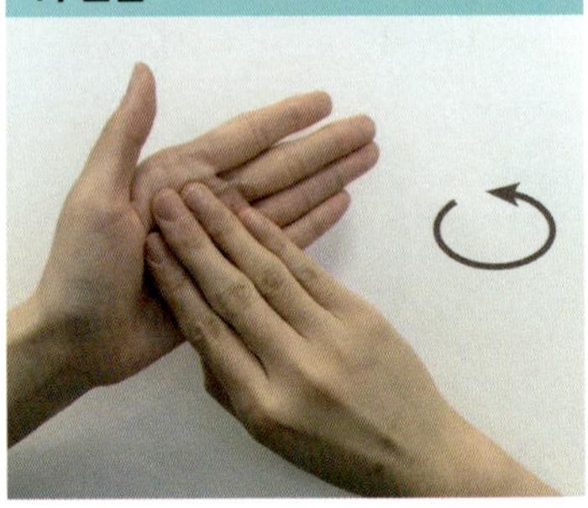

8. 마를 때까지

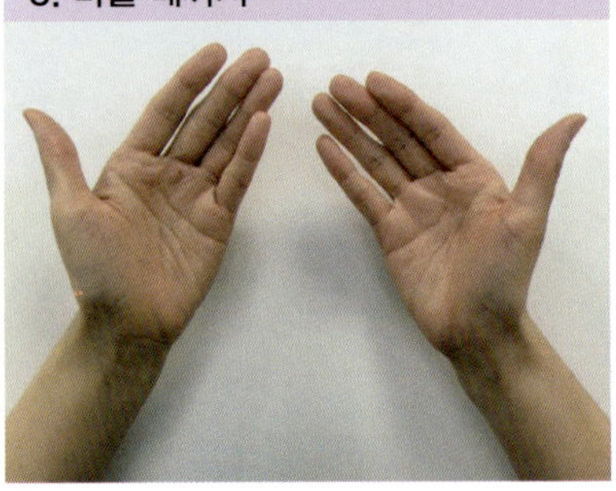

8. 헹구고 일회용 타월로 건조

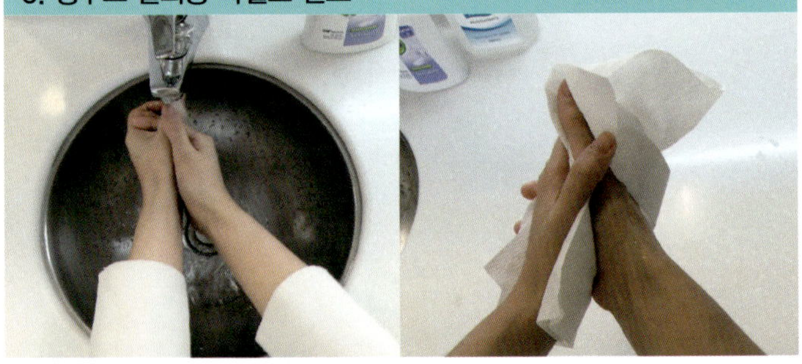

안면통증 및 턱관절장애 초진기록(1)

현재 주소	직업
	진료의뢰자

주소 (Chief complaint)

Onset :
Course :
치료경험 Y N   Type of tx. ______________   Outcome ______________

Now : 발병 시를 기준으로 증상의 (감소 / 변화 없음 / 증가)
VAS |————————————————| (   )

통증 및 증상의 성격

1. Location : specific □ / ill-defined □ / spreading □
2. Duration : ______________ (days, wks, Mns)
3. Frequency : ______________ 회 (days, wks, Mns)
4. Quality : sharp, dull / itching, pricking, throbbing
5. 악화 요인 : function □ / chewing □ / stress □
6. 완화 요인 : rest □ / moist heat □ / cold □
7. 기타 :

환자진술 소견

관절잡음	Y N	(Rt. / Lt. / Both)
턱관절 통증	Y N	(Rt. / Lt. / Both)
아침에 턱이 뻐근함	Y N	(Rt. / Lt. / Both)
과두걸림 (Locking)	Y N	(Open / Closed)
이명	Y N	(Rt. / Lt. / Both)
두통	Y N	
교정병력	Y N	( )
불편함 / 이상교합	Y N	
스트레스	Y N	
외상	Y N	
가족력	Y N	
Etc.	Y N	( )

기여요인 및 습관 Y N

- □ Bruxism (주간 / 야간)
- □ Clenching
- □ Perioral (chin&lip) contraction
- □ Tongue thrustion
- □ Biting something (lop, finger, etc.)
- □ Chin buttressing
- □ Unilateral chew (Rt. / Lt.)
- □ Hard food
- □ Irregular diet
- □ Indigestion (constipation, diarrhea)
- □ Coffee (cola, tea, drink, etc.)
- □ Sleep problems
- □ Insomnia
- □ Pillow (hard&high)
- □ Unilateral sleep (Rt. / Lt.)
- □ Bad posture
- □ Much talking
- □ Cold weather
- □ Etc. (   )

전신병력

□ 특이사항 없음	□ 고혈압	□ 당뇨병	□ 간질환	□ 천식	□ 결핵
□ 골다공증	□ 출혈성질환	□ 갑상선질환	□ 류머티즘	□ 심장질환	□ 신장질환
□ 정신질환	□ 임신 ( )개월	□ 기타 (암, 수술 병력 포함) : ______________			

□ 복용 중인 약 : ______________

경희대학교 치과병원 구강내과

안면통증 및 턱관절장애 초진기록(1)

촉진

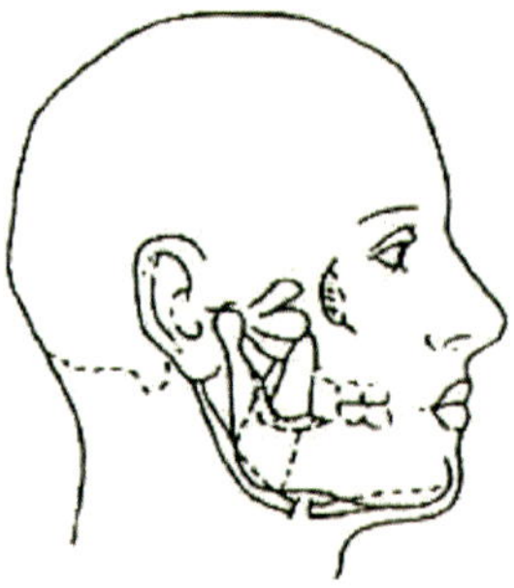
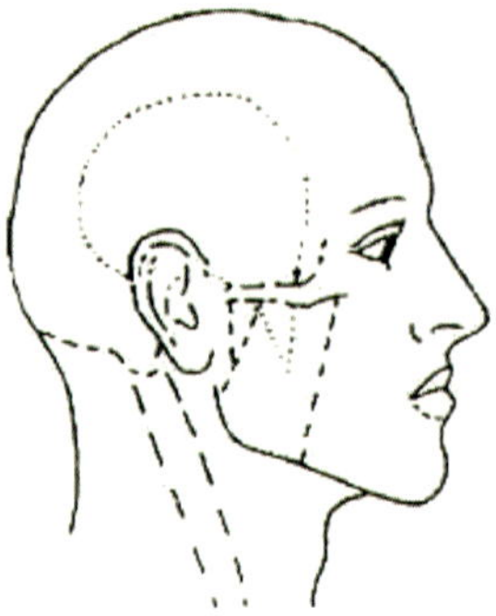
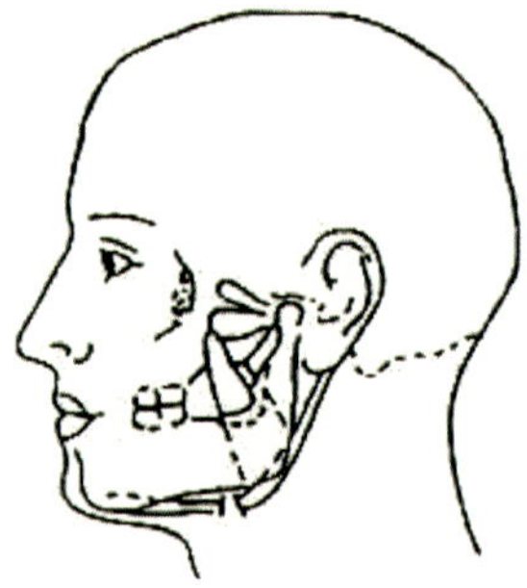
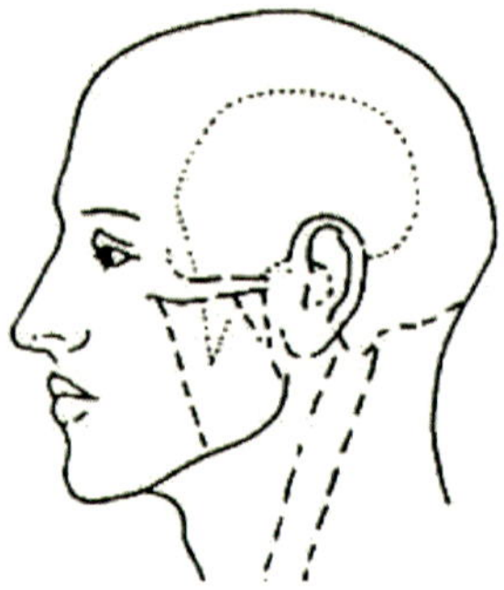

Right		Left
Y N	**TMJ**	Y N
□□	Lateral Capsule	□□
□□	Posterior Capsule	□□
□□	TM Ligament	□□
□□	Retrodiscal tissue	□□
	Muscle : Extraoral	
□□	Temporalis (Anterior)	□□
□□	Temporalis (Middle)	□□
□□	Temporalis (Posterior)	□□
□□	Masseter (Deep)	□□
□□	Masseter (Superficial)	□□
□□	Digastric (Anterior)	□□
□□	Digastric (Posterior)	□□
□□	Medial Pterygoid	□□
□□	Vertex	□□
	Muscle : Neck	
□□	SCM (Sternum)	□□
□□	SCM (Clavicle)	□□
□□	SCM (Mastoid)	□□
□□	Trapezius (Occipital)	□□
□□	Trapezius (Shoulder)	□□
□□	Splenius Capitis	□□
□□	Suprahyoids	□□
□□	Infrahyoid	□□
□□	Scaleni	□□
	Muscle : Intraoral	
□□	Lateral Pterygoid	□□
□□	Medial Pterygoid	□□
□□	Temporalis Insertion	□□
Y N	**Other**	
□□	Vitality of Teeth	
□□	Periodontal Problems	
□□	Sinus Problems	
□□	Others	

N = 통증 없음
단지 누르는 느낌
+ = 약한 통증
++ = 중간 정도의 통증
+++ = 심한 통증

구강 및 교합검사 W.N.L Y N

Interference ______________________ Missing tooth ______________

Ill fitting prosthetics ______________________

전치부 마모 ____________ 구치부 마모 ____________ 타진반응 ____________

Tongue Ridging ______________________ Mucosal Ridging ____________

Cl. Ⅰ ____________ Cl. Ⅱ. DIV. ____________ Cl. Ⅲ ____________

Deep bite ____________ Open bite ____________ Large overjet ____________

Edge to edge ____________ Cross bite ____________ Food impaction ____________

경희대학교 치과병원 구강내과

안면통증 및 턱관절장애 초진기록(1)

1. 안면통증 유무

ⓞ 통증 없음
① 오른쪽
② 왼쪽
③ 양쪽

2. 통증을 느끼시는 부위를 지적하시겠습니까?

	오른쪽	왼쪽
ⓞ 없음	☐	☐
① 턱관절	☐	☐
② 근육	☐	☐
③ 모두	☐	☐

[관절 통증인지 근육 통증인지 불명확 시 검사자가 촉진]

3. 개구 형태

ⓞ 직선
① 우측 측방 편위
② 우측 S-자형 편위
③ 좌측 측방 편위
④ 좌측 S-자형 편위
⑤ 기타

형태 ______________
(구체적으로)

개구로

4. 수직 운동 범위

(측정 시 사용한 상악 절치 ① #11 / ② #21)

		통증	관절
a. 무통성 자발적 개구	____ mm	(0 , 1 , 2 , 3)	(0 , 1)
b. 자발적 최대 개구	____ mm	(0 , 1 , 2 , 3)	(0 , 1)
c. 수동적 최대 개구	____ mm	(0 , 1 , 2 , 3)	(0 , 1)
d. 절치 수직 피개	____ mm	(0 , 1 , 2 , 3)	(0 , 1)

[통증 (없음 : 0, Rt : 1, Lt : 2, both : 3), 관절 (N : 0, Y : 1)]

5. 관절잡음 (촉진)

a. 개구

	오른쪽	왼쪽
ⓞ 없음	☐	☐
① 관절음	☐	☐
② 거친 염발음	☐	☐
③ 미세 염발음	☐	☐
관절음 측정	mm	mm

b. 폐구

	오른쪽	왼쪽
ⓞ 없음	☐	☐
① 관절음	☐	☐
② 거친 염발음	☐	☐
③ 미세 염발음	☐	☐
관절음 측정	mm	mm

c. 전방위 개구 시 소실되는 재현성 관절음

	오른쪽	왼쪽
ⓞ 없음	☐	☐
① 있음	☐	☐
② 해당없음	☐	☐

6. 편위운동

		통증	관절
a. 우측방편위운동 범위	____ mm	(0 , 1 , 2 , 3)	(0 , 1)
b. 좌측방편위운동 범위	____ mm	(0 , 1 , 2 , 3)	(0 , 1)
c. 전방위운동 범위	____ mm	(0 , 1 , 2 , 3)	(0 , 1)

[통증 (없음 : 0, Rt : 1, Lt : 2, both : 3), 관절 (N : 0, Y : 1)]

		오른쪽	왼쪽
d. 정중선 편위	____ mm	①	②

7. 편위운동 시 관절잡음

오른쪽 관절잡음

우측방편위	(0 , 1 , 2 , 3)
좌측방편위	(0 , 1 , 2 , 3)
전방위	(0 , 1 , 2 , 3)

왼쪽 관절잡음

우측방편위	(0 , 1 , 2 , 3)
좌측방편위	(0 , 1 , 2 , 3)
전방위	(0 , 1 , 2 , 3)

[관절잡음 없음 : 0, 관절음 : 1, 거친 염발음 : 2, 미세 염발음 : 3]

경희대학교 치과병원 구강내과

안면통증 및 턱관절장애 초진기록(1)

진단(Diagnosis)

1.

2.

3.

4.

RDC / TMD Axis Ⅰ진단(추가)

제Ⅰ군 근육 질환

A. 근막 통증 (Ⅰ.a)

B. 개구제한을 동반한 근막 통증 (Ⅰ.b)

C. 제1군에 속하지 않음

제Ⅱ군 관절원판 변위

□ **오른쪽 관절**

A. 정복성 관절원판변위 (Ⅱ.a)

B. 개구장애를 동반한 비정복성 관절원판변위 (Ⅱ.b)

C. 개구장애를 동반하지 않는 비정복성 관절원판변위 (Ⅱ.c)

D. 우측 관절은 제Ⅱ군에 속하지 않음

□ **왼쪽 관절**

A. 정복성 관절원판변위 (Ⅱ.a)

B. 개구장애를 동반한 비정복성 관절원판변위 (Ⅱ.b)

C. 개구장애를 동반하지 않는 비정복성 관절원판변위 (Ⅱ.c)

D. 좌측 관절은 제Ⅱ군에 속하지 않음

제Ⅲ군 기타 다른 관절 상태

□ **오른쪽 관절**

A. 관절통

B. 측두하악관절의 관절염

C. 측두하악관절의 관절증

D. 제Ⅲ군에 속하지 않음

□ **왼쪽 관절**

A. 관절통

B. 측두하악관절의 관절염

C. 측두하악관절의 관절증

D. 제Ⅲ군에 속하지 않음

의사 서명 ______________________

경희대학교 치과병원 구강내과

안면통증 및 턱관절장애 초진기록(1)

TREATMENT PROGRAM

환자교육 □

악관절자극요법

선택형 □

가. 악관절단순자극요법

□ 표층열치료(IR) □ 심층열치료(US) □ 한냉치료(ICE)

나. 악관절전기자극요법

□ 경피적전기신경자극치료(TENS)

□ 저주파자극요법(EAST)

다. 악관절복합자극요법

□ 재활저출력레이저치료(SL)

□ 이온삼투요법(Ionto)

□ 주사자극치료(TPI)

조합형 □

□ 1형 IR + TENS + SL

□ 2형 US + TENS + SL

□ 3형 US + TENS + Ionto

□ 4형 US + EAST + Ionto

□ 5형 US + TPI + EAST

□ 6형 US + EAST + SL

이후의 물리치료 □ 다음 내원 시

□ 회/주

분사신장요법 □

Side : □ Rt. □ Lt.

Area : □ TMJ. □ Masseter □ Temporalis

□ SCM. □ Trapezius

□ 기타 : ______

약물요법 Y N

심리검사 Y N

□ SCL-90-R □ MMPI □ MBTI

장치요법 Y N

제작

□ 교합안정장치(SS)

□ 전방재위치교합장치(ARS)

□ 기타장치

조절

□ 조정 □ 첨상 □ 재건

기타 Y N

□ 악관절가동술 □ 관절강세척술 □ 교합조정술

부위 : ______

결과 : ______

운동요법 Y N

□ TTBS

□ TUOC with Speed

□ Tongue Up and Wiggle

□ Do Not Open Wide

□ Yawn With Tongue Up

□ Ischemic Compression

□ Isometric Exercise

□ Finger Spread Exercise

□ Touch and Bite Exercise

□ Tennis Ball Exercise

□ Lateral Pole Palpation

추가검사 Y N

□ Bone scan

□ CBCT : 부위 □ Rt. □ Lt. / □ close □ open

	Cone Beam CT 해당사항 표시 항목
	강직과 감별을 요하는 개구 제한
	골 변화를 동반한 관절염 및 과두형태 이상
	스플린트 치료에 반응하지 않는 경우
	악관절수술 후 평가

의사 서명 ______

경희대학교 치과병원 구강내과

안면통증 및 턱관절장애 초진기록(2)

주 소 :

- Onset :
- Course :
  치료경험 Y N type of tx. ____________ outcome____________
- Now : 발병시를 기준으로 증상의 (감소 / 변화 없음 / 증가)
  VAS |————————————| ( )

통증 및 증상의 성격

1. 통증위치 :
   specific □/ ill-defined □/ spreading □
2. 통증기간 : ______ (days, wks, Mns)
3. 통증빈도: ______회 (days, wks, Mns)
4. 통증성격: sharp, dull/ itching, pricking, throbbing
5. 악화요인 : function □/ chewing □/ stress □
6. 완화요인 : rest □/ moist heat □/ cold □
7. 기타 :

환자진술 소견

관절잡음	Y N (Rt./ Lt./ Both)
턱관절 통증	Y N (Rt./ Lt./ Both)
아침에 턱이 뻐근함	Y N (Rt./ Lt./ Both)
과두걸림 (Locking)	Y N (Open/ Closed)
이명	Y N (Rt./ Lt./ Both)
두통	Y N
교정병력	Y N ( )
불편한/이상교합	Y N
스트레스	Y N
외상	Y N
가족력	Y N
Etc.	Y N (______)

기여요인 및 습관 Y N

- □ Bruxism (주간 / 야간)
- □ Clenching (주간 / 야간)
- □ Perioral (chin & lip) contraction
- □ Tongue thrusting
- □ Biting something (lip, finger, etc.)
- □ Chin buttressing
- □ Unilateral chew (Rt. / Lt.)
- □ Hard food
- □ Irregular diet
- □ Indigestion (constipation, diarrhea)
- □ Coffee (cola, tea, drink, etc.)
- □ Sleep problems
- □ Insomnia
- □ Pillow (hard & high)
- □ Unilateral sleep (Rt. / Lt.)
- □ Bad posture
- □ Much talking
- □ Cold weather
- □ Etc. (______________)

전신병력

□ 특이사항 없음	□ 고혈압	□ 당뇨병	□ 간질환	□ 천식	□ 결핵
□ 골다공증	□ 출혈성질환	□ 갑상선질환	□ 류머티즘	□ 심장질환	□ 신장질환
□ 정신질환	□ 임신( )개월	□ 기타 (암, 수술 병력 포함): ______			

□ 복용 중인 약 : ______________

안면통증 및 턱관절장애 초진기록(2)

악운동측정분석검사 및 악관절/저작근 촉진검사

1a. Location of Pain : Last 30 days (Select all that apply)

RIGHT PAIN	LEFT PAIN
○None ○Temporalis ○Other m muscles ○Non-mast structures ○Masseter ○TMJ	○None ○Temporalis ○Other m muscles ○Non-mast structures ○Masseter ○TMJ

1b. Location of Headache : Last 30 days (Select all that apply)

○None ○Temporalis ○Other ○None ○Temporalis ○Other

2. Incisal Relationship Reference tooth ○FDI#11 ○FDI #21 ○Other

Horizontal Incisal Overjet ☐☐ mm ○If negative

Vertical Incisal Overlap ☐☐ mm ○If negative

Midline Deviation Right ○ Left ○ N/A ○ ☐☐ mm

3. Opening pattern (Select all that apply)

○Straight ○corrected deviation

Uncorrected Deviation ○Right ○Left

4. Opening Movements

A. Pain Free Opening ☐☐ mm

B. Maximum Unassisted Opening ☐☐ mm

	RIGHT SIDE Pain		Familiar pain		Familiar headache			LEFT SIDE Pain		Familiar pain		Familiar headache	
Temporalis	Ⓝ	Ⓨ	Ⓝ	Ⓨ	Ⓝ	Ⓨ	Temporalis	Ⓝ	Ⓨ	Ⓝ	Ⓨ	Ⓝ	Ⓨ
Masseter	Ⓝ	Ⓨ	Ⓝ	Ⓨ			Masseter	Ⓝ	Ⓨ	Ⓝ	Ⓨ		
TMJ	Ⓝ	Ⓨ	Ⓝ	Ⓨ			TMJ	Ⓝ	Ⓨ	Ⓝ	Ⓨ		
Other M Musc.	Ⓝ	Ⓨ	Ⓝ	Ⓨ			Other M Musc.	Ⓝ	Ⓨ	Ⓝ	Ⓨ		
Non-mast.	Ⓝ	Ⓨ	Ⓝ	Ⓨ			Non-mast.	Ⓝ	Ⓨ	Ⓝ	Ⓨ		

C. Maximum Assisted opening ☐☐ mm

	Pain		Familiar pain		Familiar headache			Pain		Familiar pain		Familiar headache	
Temporalis	Ⓝ	Ⓨ	Ⓝ	Ⓨ	Ⓝ	Ⓨ	Temporalis	Ⓝ	Ⓨ	Ⓝ	Ⓨ	Ⓝ	Ⓨ
Masseter	Ⓝ	Ⓨ	Ⓝ	Ⓨ			Masseter	Ⓝ	Ⓨ	Ⓝ	Ⓨ		
TMJ	Ⓝ	Ⓨ	Ⓝ	Ⓨ			TMJ	Ⓝ	Ⓨ	Ⓝ	Ⓨ		
Other M Musc.	Ⓝ	Ⓨ	Ⓝ	Ⓨ			Other M Musc.	Ⓝ	Ⓨ	Ⓝ	Ⓨ		
Non-mast.	Ⓝ	Ⓨ	Ⓝ	Ⓨ			Non-mast.	Ⓝ	Ⓨ	Ⓝ	Ⓨ		

D. Terminated ? Ⓝ Ⓨ

5. Lateral and Protrusion Movement

A. Right lateral ☐☐ mm

	RIGHT SIDE Pain		Familiar pain		Familiar headache			LEFT SIDE Pain		Familiar pain		Familiar headache	
Temporalis	Ⓝ	Ⓨ	Ⓝ	Ⓨ	Ⓝ	Ⓨ	Temporalis	Ⓝ	Ⓨ	Ⓝ	Ⓨ	Ⓝ	Ⓨ
Masseter	Ⓝ	Ⓨ	Ⓝ	Ⓨ			Masseter	Ⓝ	Ⓨ	Ⓝ	Ⓨ		
TMJ	Ⓝ	Ⓨ	Ⓝ	Ⓨ			TMJ	Ⓝ	Ⓨ	Ⓝ	Ⓨ		
Other M Musc.	Ⓝ	Ⓨ	Ⓝ	Ⓨ			Other M Musc.	Ⓝ	Ⓨ	Ⓝ	Ⓨ		
Non-mast.	Ⓝ	Ⓨ	Ⓝ	Ⓨ			Non-mast.	Ⓝ	Ⓨ	Ⓝ	Ⓨ		

B. Left Lateral ☐☐ mm

	Pain		Familiar pain		Familiar headache			Pain		Familiar pain		Familiar headache	
Temporalis	Ⓝ	Ⓨ	Ⓝ	Ⓨ	Ⓝ	Ⓨ	Temporalis	Ⓝ	Ⓨ	Ⓝ	Ⓨ	Ⓝ	Ⓨ
Masseter	Ⓝ	Ⓨ	Ⓝ	Ⓨ			Masseter	Ⓝ	Ⓨ	Ⓝ	Ⓨ		
TMJ	Ⓝ	Ⓨ	Ⓝ	Ⓨ			TMJ	Ⓝ	Ⓨ	Ⓝ	Ⓨ		
Other M Musc.	Ⓝ	Ⓨ	Ⓝ	Ⓨ			Other M Musc.	Ⓝ	Ⓨ	Ⓝ	Ⓨ		
Non-mast.	Ⓝ	Ⓨ	Ⓝ	Ⓨ			Non-mast.	Ⓝ	Ⓨ	Ⓝ	Ⓨ		

C. Protrusion ☐☐ mm ○If negative

	Pain		Familiar pain		Familiar headache			Pain		Familiar pain		Familiar headache	
Temporalis	Ⓝ	Ⓨ	Ⓝ	Ⓨ	Ⓝ	Ⓨ	Temporalis	Ⓝ	Ⓨ	Ⓝ	Ⓨ	Ⓝ	Ⓨ
Masseter	Ⓝ	Ⓨ	Ⓝ	Ⓨ			Masseter	Ⓝ	Ⓨ	Ⓝ	Ⓨ		
TMJ	Ⓝ	Ⓨ	Ⓝ	Ⓨ			TMJ	Ⓝ	Ⓨ	Ⓝ	Ⓨ		
Other M Musc.	Ⓝ	Ⓨ	Ⓝ	Ⓨ			Other M Musc.	Ⓝ	Ⓨ	Ⓝ	Ⓨ		
Non-mast.	Ⓝ	Ⓨ	Ⓝ	Ⓨ			Non-mast.	Ⓝ	Ⓨ	Ⓝ	Ⓨ		

안면통증 및 턱관절장애 초진기록(2)

6. 개/폐구시 턱관절 잡음

오른쪽 턱관절	검사자 개구시		검사자 폐구시		환자		Pain W /Click		Familiar pain	
Click	Ⓝ	Ⓨ	Ⓝ	Ⓨ	Ⓝ	[Ⓨ] ➡	Ⓝ	Ⓨ	Ⓝ	Ⓨ
Crepitus	Ⓝ	Ⓨ	Ⓝ	Ⓨ	Ⓝ	Ⓨ				

왼쪽 턱관절	검사자 개구시		검사자 폐구시		환자		Pain W /Click		Familiar pain	
Click	Ⓝ	Ⓨ	Ⓝ	Ⓨ	Ⓝ	[Ⓨ] ➡	Ⓝ	Ⓨ	Ⓝ	Ⓨ
Crepitus	Ⓝ	Ⓨ	Ⓝ	Ⓨ	Ⓝ	Ⓨ				

7. 전방 & 측방 운동시 턱관절 잡음

오른쪽 턱관절	검사자				환자		Pain W /Click		Familiar pain	
Click	Ⓝ	Ⓨ	Ⓝ	Ⓨ	Ⓝ	[Ⓨ] ➡	Ⓝ	Ⓨ	Ⓝ	Ⓨ
Crepitus	Ⓝ	Ⓨ	Ⓝ	Ⓨ	Ⓝ	Ⓨ				

왼쪽 턱관절	검사자				환자		Pain W /Click		Familiar pain	
Click	Ⓝ	Ⓨ	Ⓝ	Ⓨ	Ⓝ	[Ⓨ] ➡	Ⓝ	Ⓨ	Ⓝ	Ⓨ
Crepitus	Ⓝ	Ⓨ	Ⓝ	Ⓨ	Ⓝ	Ⓨ				

8. 과두 걸림

오른쪽 턱관절	Locking		Reduction 환자		Reduction 검사자	
While opening	Ⓝ	Ⓨ	Ⓝ	Ⓨ	Ⓝ	Ⓨ
Wide Open Position	Ⓝ	Ⓨ	Ⓝ	Ⓨ	Ⓝ	Ⓨ

왼쪽 턱관절	Locking		Reduction 환자		Reduction 검사자	
While opening	Ⓝ	Ⓨ	Ⓝ	Ⓨ	Ⓝ	Ⓨ
Wide Open Position	Ⓝ	Ⓨ	Ⓝ	Ⓨ	Ⓝ	Ⓨ

9. 촉진 시 저작 근육과 TMJ의 통증

오른쪽 근육 및 턱관절

(1 kg)	Locking		Familar pain		Familiar Headache		Referred pain	
Temporalis(posterior)	Ⓝ	Ⓨ	Ⓝ	Ⓨ	Ⓝ	Ⓨ	Ⓝ	Ⓨ
Temporalis(middle)	Ⓝ	Ⓨ	Ⓝ	Ⓨ	Ⓝ	Ⓨ	Ⓝ	Ⓨ
Temporalis(anterior	Ⓝ	Ⓨ	Ⓝ	Ⓨ	Ⓝ	Ⓨ	Ⓝ	Ⓨ
Masseter(origin)	Ⓝ	Ⓨ	Ⓝ	Ⓨ			Ⓝ	Ⓨ
Masseter(body)	Ⓝ	Ⓨ	Ⓝ	Ⓨ			Ⓝ	Ⓨ
Masseter(instertion)	Ⓝ	Ⓨ	Ⓝ	Ⓨ			Ⓝ	Ⓨ

TMJ	Locking		Familar pain		Referred pain	
Lateral pole(0.5kg)	Ⓝ	Ⓨ	Ⓝ	Ⓨ	Ⓝ	Ⓨ
Around Lateral pole(1kg)	Ⓝ	Ⓨ	Ⓝ	Ⓨ	Ⓝ	Ⓨ

왼쪽 턱관절 및 턱관절

(1 kg)	Locking		Familar pain		Familiar Headache		Referred pain	
Temporalis(posterior)	Ⓝ	Ⓨ	Ⓝ	Ⓨ	Ⓝ	Ⓨ	Ⓝ	Ⓨ
Temporalis(middle)	Ⓝ	Ⓨ	Ⓝ	Ⓨ	Ⓝ	Ⓨ	Ⓝ	Ⓨ
Temporalis(anterior	Ⓝ	Ⓨ	Ⓝ	Ⓨ	Ⓝ	Ⓨ	Ⓝ	Ⓨ
Masseter(origin)	Ⓝ	Ⓨ	Ⓝ	Ⓨ			Ⓝ	Ⓨ
Masseter(body)	Ⓝ	Ⓨ	Ⓝ	Ⓨ			Ⓝ	Ⓨ
Masseter(instertion)	Ⓝ	Ⓨ	Ⓝ	Ⓨ			Ⓝ	Ⓨ

TMJ	Locking		Familar pain		Referred pain	
Lateral pole(0.5kg)	Ⓝ	Ⓨ	Ⓝ	Ⓨ	Ⓝ	Ⓨ
Around Lateral pole(1kg)	Ⓝ	Ⓨ	Ⓝ	Ⓨ	Ⓝ	Ⓨ

10. 촉진 시 그 외 부위의 통증

오른쪽 턱관절

(0.5 kg)	Pain		Familar pain		Referred pain	
Posterior mandibular region	Ⓝ	Ⓨ	Ⓝ	Ⓨ	Ⓝ	Ⓨ
Submandibular region	Ⓝ	Ⓨ	Ⓝ	Ⓨ	Ⓝ	Ⓨ
Lateral ptertgoid area	Ⓝ	Ⓨ	Ⓝ	Ⓨ	Ⓝ	Ⓨ
Temporalis tendon	Ⓝ	Ⓨ	Ⓝ	Ⓨ	Ⓝ	Ⓨ

왼쪽 턱관절

(0.5 kg)	Pain		Familar pain		Referred pain	
Posterior mandibular region	Ⓝ	Ⓨ	Ⓝ	Ⓨ	Ⓝ	Ⓨ
Submandibular region	Ⓝ	Ⓨ	Ⓝ	Ⓨ	Ⓝ	Ⓨ
Lateral ptertgoid area	Ⓝ	Ⓨ	Ⓝ	Ⓨ	Ⓝ	Ⓨ
Temporalis tendon	Ⓝ	Ⓨ	Ⓝ	Ⓨ	Ⓝ	Ⓨ

11. 기타

안면통증 및 턱관절장애 초진기록(2)

구강 및 교합검사 W.N.L [Y] [N]

Interference	[Y] [N] ______			Missing tooth	[Y] [N] ______
Ill fitting prosthetics	[Y][N] ______				
전치부 마모	[Y] [N]	구치부 마모	[Y] [N]	타진반응	[Y] [N]
Tongue Ridging	[Y] [N]			Mucosal Ridging	[Y] [N]
Cl. I	□	Cl. II . DIV.	□	Cl. III	□.
Deep bite	[Y] [N]	Open bite	[Y] [N]	Large overjet	[Y] [N]
Edge to edge	[Y] [N]	Cross bite	[Y] [N]	Poor oral hygiene	[Y] [N]

DC/ TMD Axis I 진단

제 I 군 근육 질환

오른쪽 근육	왼쪽 근육
A. Myalgia	A. Myalgia
B. Local myalgia	B. Local myalgia
C. Myofascial pain	C. Myofascial pain
D. Myofascial pain with referral	D. Myofascial pain with referral

제 II 군 관절원판 변위

오른쪽 관절	왼쪽 관절
A. Disc displacement with reduction	A. Disc displacement with reduction
B. Disc displacement with intermittent locking	B. Disc displacement with intermittent locking
C. Disc displacement without reduction with limited opening	C. Disc displacement without reduction with limited opening
D. Disc displacement without reduction without limited opening	D. Disc displacement without reduction without limited opening

제 III 군 기타 다른 관절 상태

오른쪽 관절	왼쪽 관절
A. Arthralgia	A. Arthralgia
B. Degenerative joint disease	B. Degenerative joint disease
C. Headache attributed to TMD	C. Headache attributed to TMD
D. Subluxation	D. Subluxation

안면통증 및 턱관절장애 초진기록(2)

치료 계획

환자교육 ☐

악관절자극요법 (☐ Rt ☐ Lt)

선택형 ☐

가. 악관절단순자극요법

☐ 표층열치료(IR) ☐ 심층열치료(US) ☐ 한냉치료(ICE)

나. 악관절전기자극요법

☐ 경피적전기신경자극치료(TENS)
☐ 저주파자극요법(EAST)

다. 악관절복합자극요법

☐ 재활저출력레이저치료(SL)
☐ 이온삼투요법(Ionto)
☐ 주사자극치료(TPI)

조합형 ☐

☐ 1형 IR + TENS + SL
☐ 2형 US + TENS + SL
☐ 3형 US + TENS + Ionto
☐ 4형 US + EAST + Ionto
☐ 5형 US + TPI + EAST
☐ 6형 US + EAST + SL

이후의 물리치료 ☐ 다음 내원시 ☐ _____회/주

분사 신장 요법 (☐ Rt ☐ Lt)

Area : ☐ TMJ. ☐ Masseter ☐ Temporalis
☐ SCM. ☐ Trapezius
☐ 기타 : ____________________

약물요법 Y N

심리검사 Y N

☐ SCL-90-R ☐ MMPI

장치요법 Y N

제작
☐ 교합안정장치(SS)
☐ 전방재위치교합장치(ARS)
☐ 기타장치

조절
☐ 조정 ☐ 첨상 ☐ 재건

기타 Y N

☐ 악관절가동술 ☐ 관절강세척술 ☐ 교합조정술
부위 : ____________________
결과 : ____________________

운동요법 Y N

☐ Tongue Up and Wiggle
☐ Do Not Open Wide
☐ Yawn With Tongue Up
☐ Ischemic Compression
☐ Isometric Exercise
☐ Finger Spread Exercise
☐ Touch and Bite Exercise
☐ Tennis Ball Exercise
☐ Lateral Pole Palpation

수면 검사 Y N

☐ Portable PSG

추가 영상 검사 Y N

☐ Bone scan
☐ MRI: ☐ Rt ☐ Lt ☐ Both
☐ CBCT: ☐ Rt ☐ Lt ☐ Both

Cone Beam CT 해당사항 표시 항목	
	강직과 감별을 요하는 개구제한
	골 변화를 동반한 관절염 및 과두형태 이상
	스플린트 치료에 반응하지 않는 경우
	악관절수술 후 평가

의사 서명 ____________________

구강점막질환 초진기록

현재 주소	직업
	진료의뢰자

주소 (Chief complaint)

Onset :
Course :
치료경험 Y N Type of tx. ____________ Outcome ____________

Now : 발병 시를 기준으로 증상의 (감소 / 변화 없음 / 증가)
VAS |————————————| (   )

통증 및 증상의 성격

1. Location :
2. Duration :
3. Frequency :
4. Quality : sharp, dull / itching, pricking, throbbing
5. 하루 중 통증 차이 : Y N (〈   )
6. 악화 요인 :
7. 완화 요인 :
8. Stressful condition : Y N
9. 수면장애 : Y N (hours)
10. 가족력 : Y N

전신병력

☐ 특이사항 없음 ☐ 고혈압 ☐ 당뇨병 ☐ 간질환 ☐ 천식 ☐ 결핵
☐ 골다공증 ☐ 출혈성질환 ☐ 갑상선질환 ☐ 류머티즘 ☐ 심장질환 ☐ 신장질환
☐ 정신질환 ☐ 임신 (   )개월 ☐ 기타 (암, 수술 병력 포함) : ____________
☐ 복용 중인 약 : ____________

Oral Examination

____
____

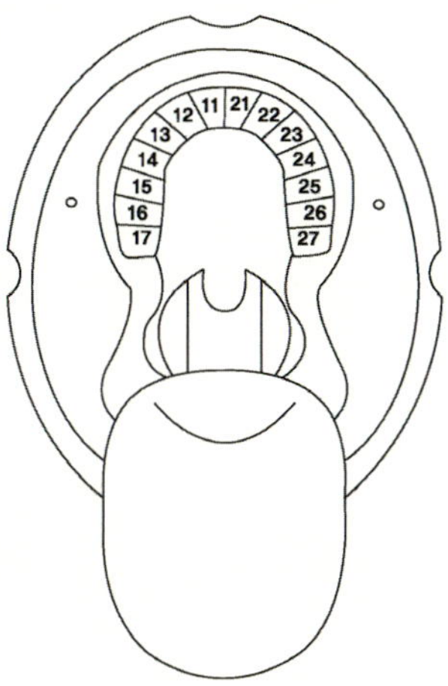

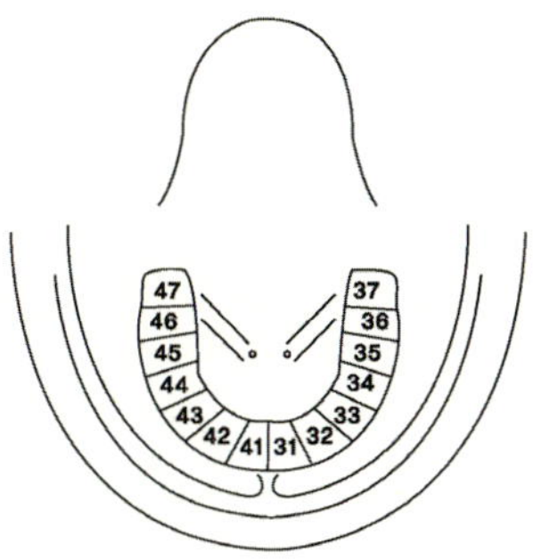

Objective

1. Lemon test : Y N (Rt. ☐ Lt. ☐)
2. Sticky saliva : Y N
3. Oral hygiene :
   (Good / Acceptable / Poor)
4. Calculus deposition
   (None / Moderate / Heavy)
5. Tongue coating : Y N
6. Ulcer : Y N
   – Size : ____________
   – ____________
7. Tenderness to pal. : Y N
   – On ________ area
8. Lymphadenopathy : Y N
9. Etc : ____________
   ____

경희대학교 치과병원 구강내과

구강점막질환 초진기록

진단(Diagnosis)

1.

2.

3.

4.

Treatment Program

☐ 추가 검사 Y N

Salivary scan	☐
OraQuick advance	☐
Candida culture	☐
Halimeter check	☐
SCL-90-R	☐
Salivary flow rate	☐
Blood test (쇼그렌증후군)	☐ ALL ☐ Anti-SSA/ Anti-SSB ☐ RA factor ☐ ANA ☐ 포함
기 타	☐

☐ 저출력레이저요법 Y N

☐ 약물요법 Y N

진료 의뢰 Y N

의뢰할 진료과 :

☐ 보존과	☐ 보철과	☐ 치주과	☐ 구강외과	☐ 소아치과
☐ 교정과	☐ 턱얼굴교정센터	☐ 임플란트센터	☐ 스케일링센터	☐ 류머티즘 내과

의뢰 사유 :

의사 서명 ______________________

경희대학교 치과병원 구강내과

두통에 관한 설문지
(안면통증구강내과 설문지 1)

다음은 두통에 대한 설문지입니다. 자세히 읽어 보시고 각각의 질문에 대하여 해당되는 사항에 정확하게 "✓"로 표기하여 주십시오.(감기나 음주 후의 두통은 제외함)

검사일 20　　년　　월　　일

이름 ____________　환자번호 ____________　성별 남 / 여　나이 ______세

1. 두통으로 인하여 이전에 병원을 찾은 적이 있다.
   ① 예　　② 아니요

2. 다른 의사에게 두통을 진단 받은 적이 있다.
   ① 예　　② 아니요

3. 과거에 두통으로 진단 받은 병명을 알고 있다.
   ① 예　　② 아니요
   두통의 세부 진단명을 알고 있다면, 무엇입니까? (　　　　　　)

4. 두통이 나타나는 부위는?
   ① 편측성　　② 양측성

5. 두통은 박동성(맥박 뛰듯이 쿡쿡 쑤시는 통증)입니까?
   ① 예　　② 아니요

6. 두통의 특징은 계속 눌리는 듯하거나 짓누르듯 조이는 듯하다.
   ① 예　　② 아니요

7. 일상적인 운동(예: 계단을 오르는 것)에 의해 두통이 심해진다.
   ① 예　　② 아니요

8. 두통이 나타나면 메스껍거나 어지럽다.
   ① 예　　② 아니요

9. 소음에 의해 두통이 더욱 심해진다.
   ① 예　　② 아니요

10. 불빛에 의해 두통이 더욱 심해진다.
   ① 예　　② 아니요

11. 두통이 나타나기 약 10~30분 전에 번쩍이는 빛을 보거나 빛이 번쩍이는 느낌이 드는 경우가 있다.
① 예 ② 아니요

12. 두통이 발생하는 부위는?
① 앞머리 ② 옆머리 ③ 뒷머리 ④ 머리 꼭대기
⑤ 머리 전체 ⑥ 눈 ⑦ 눈앞 ⑧ 기타

13. 두통이 얼마나 자주 있습니까? 단위에 먼저 "✓"로 표기하십시오.
단위 : □ 시간 □ 일 □ 주 □ 월 □ 년 당 ________ 회

14. 두통이 시작되면 어느 정도 지속됩니까?
① 1시간 이내 ② 1~4시간 ③ 6~12시간 ④ 12~24시간 ⑤ 1~3일 ⑥ 4일 이상

15. 다음 중 어느 것에 의해 두통이 유발됩니까?
① 스트레스 ② 기후변화 ③ 여행 ④ 수면
⑤ 음식물 (종류 :) ⑥ 월경 ⑦ 특별한 것 없음
⑧ 기타

16. 두통은 주로 언제 시작됩니까?
① 아침 ② 정오 ③ 저녁 ④ 밤 ⑤ 하루 중 아무 때나 발생

17. 두통이 나타나다가 수시간 혹은 수일간(수년 동안) 두통이 사라지기도 한다.
① 예 ② 아니요

18. 두통으로 인하여 당신의 공부나 일에 지장이 있다.
① 예 ② 아니요

19. 두통이 발생하면 어느 정도로 심합니까?
① 매우 미약함 ② 미약함 ③ 보통 정도로 아픔
④ 꽤 심하게 아픔 ⑤ 아주 심하게 아픔

20. 자율신경 증상 중 해당하는 항목에 ✓표해 주십시오.
□ 안구 결막의 충혈 □ 눈물 □ 콧물 □ 코막힘
□ 눈꺼풀 부종 □ 동공 축소 □ 안검하수 / 눈꺼풀 처짐 □ 안면부의 다한증

BMS 설문지
(안면통증구강내과 설문지 2)

구강 내 작열감과 관련하여 다음 설문지(예, 아니요)에 "✓"로 답하시오.

검사일 20　　년　　월　　일

이름 ______________　　환자번호 ______________　　성별 남 / 여　　나이 ________세

통증은 매일 발생한다.	□ 예　□ 아니요
통증은 아침에 일어나서는 거의 없고, 점심이나 저녁때 더 증가한다.	□ 예　□ 아니요
통증은 지속적이다.	□ 예　□ 아니요
통증은 하루 중 불규칙한 시간에 간헐적으로 나타난다.	□ 예　□ 아니요
틀니를 끼고 잔다.	□ 예　□ 아니요
이갈이나 이악물기가 있다.	□ 예　□ 아니요
혀로 입안이나 입술을 자주 확인한다.	□ 예　□ 아니요
입술을 자주 깨물거나 빨거나 한다.	□ 예　□ 아니요
코골이가 있다.	□ 예　□ 아니요
코가 자주 막힌다.	□ 예　□ 아니요
주로 입으로 숨을 쉰다.	□ 예　□ 아니요
틀니가 불편하거나 신경이 쓰인다.	□ 예　□ 아니요
최근의 치과 치료와 연관이 있는 것 같다.	□ 예　□ 아니요
알레르기가 있다.	□ 예　□ 아니요
혀의 모양이 정상이 아닌 것 같다.	□ 예　□ 아니요
증상을 유발하는 특정 요인이 있다.	□ 예　□ 아니요
증상이 발현될 즈음 얼굴 부위를 다친 적이 있다.	□ 예　□ 아니요
얼굴 부위에 감각이 다른 부위가 있다.	□ 예　□ 아니요
입이 자주 마른다.	□ 예　□ 아니요
고혈압 약을 복용 중이다.	□ 예　□ 아니요
당뇨가 있다.	□ 예　□ 아니요
여성인 경우 월경이 주기적이다.	□ 예　□ 아니요
여성인 경우 폐경으로 인한 불편감이 있다.	□ 예　□ 아니요
현재 복용 중인 약이 있다. (약의 종류나 이름 :　　　　　　)	□ 예　□ 아니요
치료 받고 있는 질환이 있다. (질환명 :　　　　　　)	□ 예　□ 아니요
자주 목으로 신물이 넘어온다.	□ 예　□ 아니요
만사가 귀찮고 우울하다.	□ 예　□ 아니요
사소한 일에도 쉽게 짜증이 난다.	□ 예　□ 아니요
평소에 많이 피곤하다.	□ 예　□ 아니요
스트레스 받는 일이 있다.	□ 예　□ 아니요
암이 아닌지 걱정된다.	□ 예　□ 아니요

● 불편한 부위를 빗금으로 그어 모두 표시해 주십시오.

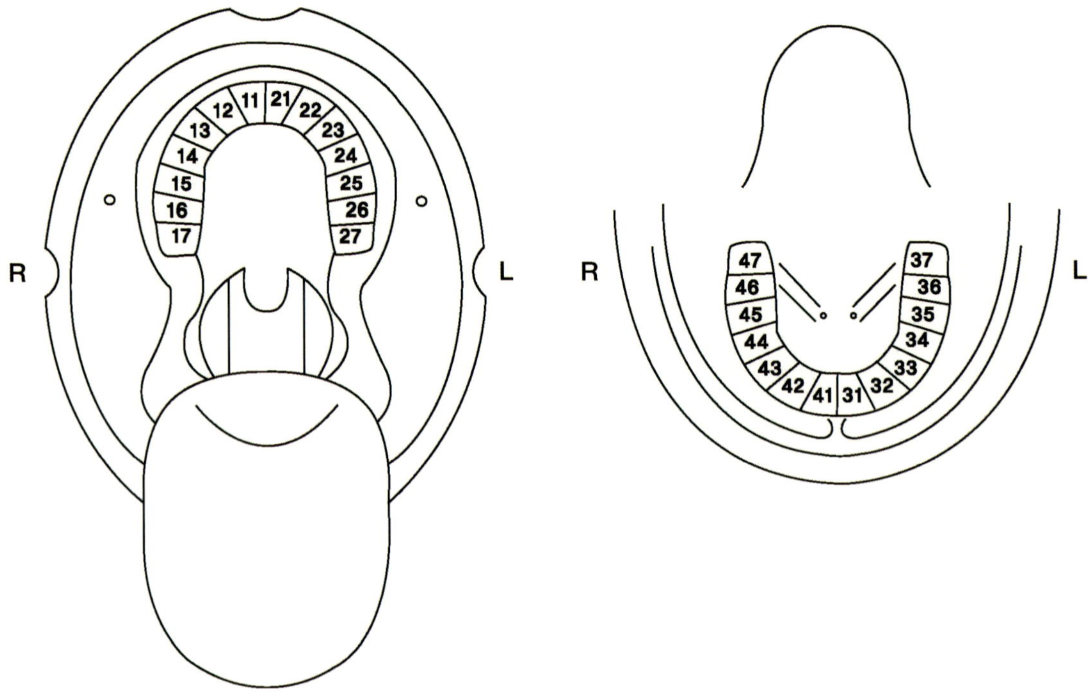

● 불편한 부위를 "✓"표해 주십시오.

□ 혓바닥 □ 혀의 배면 □ 윗입술 □ 아랫입술

□ 오른쪽 뺨 □ 왼쪽 뺨 □ 목구멍 □ 구강저

□ 기타 ( )

● 증상이 발생한 후 시간이 얼마나 지났습니까?

____________________ (일 / 개월 / 년)

엡워쓰 졸음 척도
(안면통증구강내과 설문지 3)

검사일 20　　년　　월　　일

이름 ________________ 환자번호 ________________ 성별 남 / 여 나이 ________세

최근 다음의 상황에서 졸리거나 자고 싶었다면, 가장 적절한 점수에 표해 주십시오.
("✓"로 답을 나타내시오.)

0 = 결코 졸리지 않다　1 = 조금 졸리다
2 = 상당히 졸리다　3 = 매우 졸리다

활동	졸리는 정도			
앉아서 책을 읽을 때	0	1	2	3
텔레비전을 볼 때	0	1	2	3
극장이나 회의석상과 같은 공공장소에서 가만히 앉아 있을 때	0	1	2	3
1시간 정도 계속 버스나 택시를 타고 있을 때	0	1	2	3
오후 휴식 시간에 편안히 누워 있을 때	0	1	2	3
앉아서 누군가에게 말을 하고 있을 때	0	1	2	3
점심식사 후 조용히 앉아 있을 때	0	1	2	3
차를 운전하고 가다가 교통체증으로 몇 분간 멈추어 있을 때	0	1	2	3
총 점 =				

PSQI questionnaire
(안면통증구강내과 설문지 4)

다음은 수면에 대한 설문지입니다. 자세히 읽어 보시고 각각의 질문에 대하여 해당되는 사항에 정확히 표기하여 주십시오.

검사일 20　　년　　월　　일

이름 ______________ 환자번호 ______________ 성별 남 / 여 나이 ________세

1. 지난 한 달 동안, 보통 밤 몇 시에 잠자리에 드셨습니까? (　　　　시)

2. 지난 한 달 동안, 잠자리에 든 후 잠들기까지 평균 몇 분 정도 걸렸습니까? (　　　　분)

3. 지난 한 달 동안, 보통 아침 몇 시에 일어나셨습니까? (　　　　시)

4. 지난 한 달 동안, 밤에 몇 시간 정도 주무셨습니까?
   (실제 수면 시간으로, 잠드는 데 걸리는 시간은 제외합니다.) (　　　　시간)

5. 다음과 같은 이유로 수면을 취하기 어려웠다면 그에 해당하는 곳에 표시해 주십시오.

(일주일 동안)

활동	전혀 없음	1회 미만	1~2회	3회 이상
a. 30분 이내에 잠들 수 없다.				
b. 밤중이나 이른 아침에 깬다.				
c. 화장실에 가기 위해 잠에서 깬다.				
d. 편하게 숨을 쉴 수가 없다.				
e. 크게 기침을 하거나 코를 곤다.				
f. 너무 춥게 느껴진다.				
g. 너무 덥게 느껴진다.				
h. 악몽을 꾼다.				
i. 잠잘 때 몸이 아팠다.				
j. a – i 까지 외의 다른 이유가 있다.				
※ j의 이유를 자세히 쓰시오.				

6. 수면을 취하기 위해 얼마나 자주 약을 복용하십니까?
   전혀 없음 (　　) 일주일에 1회 미만 (　　) 일주일에 1~2회 (　　) 일주일에 3회 이상 (　　)

7. 운전, 식사, 사회 활동 중 얼마나 자주 졸립니까?
   전혀 없음 (　　) 일주일에 1회 미만 (　　) 일주일에 1~2회 (　　) 일주일에 3회 이상 (　　)

8. 어떠한 일에 계속해서 열중하는 데 얼마나 많은 어려움이 있습니까?
   전혀 없음 (　　) 일주일에 1회 미만 (　　) 일주일에 1~2회 (　　) 일주일에 3회 이상 (　　)

9. 당신의 수면의 질을 어떻게 평가하십니까?
   매우 좋음 (　　) 다소 좋음 (　　) 다소 좋지 않음 (　　) 매우 좋지 않음 (　　)

10. 집에서 함께 생활하는 사람이 있습니까?
   없음 (　　) 각기 다른 방 (　　) 같은 방, 다른 침대 (　　) 같은 침대 (　　)

※ 함께 생활하고 있는 사람이 있다면, 당신이 얼마나 자주 아래 증상을 보이는지 질문해 보십시오. 그리고 해당하는 곳에 표시해 주십시오.

(지난 일주일 동안)

활동	전혀 없음	1회 미만	1~2회	3회 이상
코골이				
수면 중 무호흡				
수면 중 다리경련				
수면 중 정신착란				

STOP – BANG 설문지
(안면통증구강내과 설문지 5)

다음은 코골이에 대한 설문지입니다. 자세히 읽어 보시고 각각의 질문에 대하여 해당되는 사항에 정확하게 표기하여 주십시오. ("✓"로 답을 나타내시오.)

검사일 20　　년　　월　　일

이름 ____________ 환자번호 ____________ 성별 남 / 여 나이 ________세

1. 코골이 크게 코골이를 하는 편입니까? (말하는 것보다 크게 혹은 닫힌 문을 통해서도 들릴 만큼)	☐ YES　☐ NO
2. 피곤 낮에 종종 피곤하거나 혹은 졸린 느낌을 가집니까?	☐ YES　☐ NO
3. 관찰되는 무호흡 주위 사람이 당신이 잠을 자는 사이에 호흡이 멈추는 것을 본 적이 있습니까?	☐ YES　☐ NO
4. 혈압 고혈압을 가지고 있거나 혹은 치료 중이십니까?	☐ YES　☐ NO
5. BMI 35 kg/m^2 이상이십니까?(키 :　　　/ 몸무게 :　　　)	☐ YES　☐ NO
6. 나이 50세 이상이십니까?	☐ YES　☐ NO
7. 목둘레 목둘레가 40 cm 이상이십니까?	☐ YES　☐ NO
8. 성 남성이십니까?	☐ YES　☐ NO

통증 도면
(안면통증구강내과 설문지 6)

검사일 20　　년　　월　　일

이름 ______________________　환자번호 ______________________　성별 남 / 여　나이 ________세

다음의 그림에서 당신이 불편감이나 통증을 느끼는 부위를 모두 표시하십시오. 영역을 표시하셔도 되고, 점(•)으로 표해도 됩니다. 만약 통증이 다른 부분으로 이동한다면, 화살표로 통증의 경로를 그려 주세요.

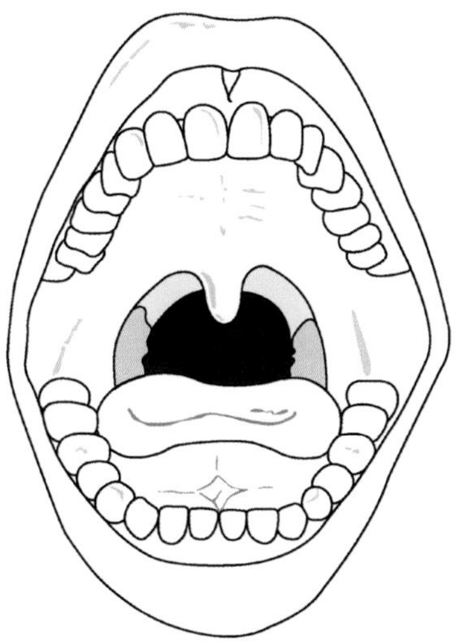

Mouth and teeth

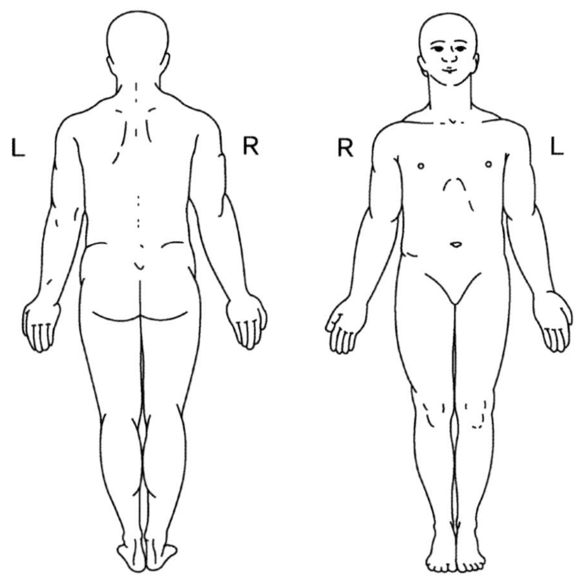

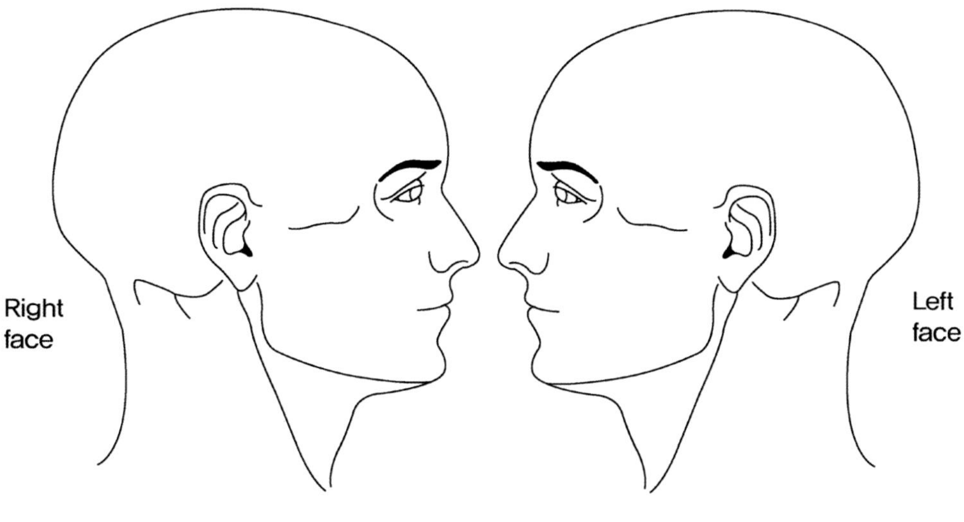

만성통증척도(GCPS)
(안면통증구강내과 설문지 7)

다음은 통증에 대한 설문지입니다. 자세히 읽어 보시고 각각의 질문에 대하여 해당되는 사항에 정확하게 표기하여 주십시오. ("✓"로 답을 나타내시오.)

검사일 20　　년　　월　　일

이름 ____________ 환자번호 ____________ 성별 남 / 여 나이 ______세

1. 통증이 없을 때를 0, 가능한 가장 심한 통증을 10이라고 했을 때, 당신은 현재 지금의 안면통증을 0에서 10 중 얼마로 매길 수 있는가?

통증이 없을 때 … 가능한 가장 심한 통증

0　1　2　3　4　5　6　7　8　9　10

2. 통증이 없을 때를 0, 가능한 가장 심한 통증을 10이라고 했을 때, 과거 6개월간에 통증이 가장 심할 때의 강도는 얼마인가?

통증이 없을 때 … 가능한 가장 심한 통증

0　1　2　3　4　5　6　7　8　9　10

3. 통증이 없을 때를 0, 가능한 가장 심한 통증을 10이라고 했을 때, 과거 6개월간 평균 통증 강도는 얼마인가?
(즉, 당신이 경험한 평상시의 통증)

통증이 없을 때 … 가능한 가장 심한 통증

0　1　2　3　4　5　6　7　8　9　10

4. 간섭이 없을 때를 0, 어떤 활동을 수행할 수 없을 때를 10이라고 했을 때, 과거 6개월간 안면통증이 당신의 일상 활동을 간섭한 정도를 얼마로 매길 수 있는가?

간섭이 없을 때 … 어떤 활동을 수행할 수 없을 때

0　1　2　3　4　5　6　7　8　9　10

5. 변화가 없을 때를 0, 변화가 심할 때를 10이라고 했을 때, 과거 6개월간 안면통증이 여가 활동, 사회 활동, 가족 활동에 참가할 당신의 능력을 변화시킨 정도를 얼마로 매길 수 있는가?

변화가 없을 때 변화가 심할 때

0 1 2 3 4 5 6 7 8 9 10

6. 변화가 없을 때를 0, 변화가 심할 때를 10이라고 했을 때, 과거 6개월간 안면통증이 근무(가사일 포함)하는 데 당신의 능력을 변화시킨 정도를 얼마로 매길 수 있는가?

변화가 없을 때 변화가 심할 때

0 1 2 3 4 5 6 7 8 9 10

7. 지난 6개월간 안면통증 때문에 당신의 일상 활동(직장, 학교, 가사일)을 하지 못한 날은 며칠 정도인가?

______________ 일

구강 행동 체크리스트
(안면통증구강내과 설문지 8)

지난 한 달을 기준으로, 다음의 문제에 얼마나 시달리셨습니까? 만약 활동의 빈도가 다양하다면, 더 높은 선택지를 고르십시오. 각 항목에 대하여 해당되는 사항에 "✓"로 답을 나타내고, 모든 항목에 표시해 주십시오.

수면 중 활동	없음	1회/달	1~3회/달	1~3회/주	4~7회/주
1. 수면 중에 이악물기나 이갈이	□	□	□	□	□
2. 턱에 압력을 주는 자세로 잠(엎드려 잠, 옆으로 잠)	□	□	□	□	□
일상 중 활동	**없음**	**조금**	**다소**	**대부분**	**거의**
3. 깨어 있는 동안 이갈이	□	□	□	□	□
4. 깨어 있는 동안 이악물기	□	□	□	□	□
5. 음식을 먹는 시간 외에 치아가 압력을 받거나, 접촉이 되거나, 고정되어 있음(윗니와 아랫니가 닿음)	□	□	□	□	□
6. 이악물기 또는 치아 접촉 없이 근육이 유지되거나 조여지거나 긴장함	□	□	□	□	□
7. 앞쪽 또는 한쪽으로 턱이 유지되거나 돌출됨	□	□	□	□	□
8. 혀로 치아를 강력히 압박함	□	□	□	□	□
9. 치아 사이에 혀가 위치함	□	□	□	□	□
10. 혀나 볼, 입술을 물거나 씹거나 놀이를 함	□	□	□	□	□
11. 치아 교정기나 턱 보호대와 같은 장치로 턱을 견고하고 긴장된 상태로 유지함	□	□	□	□	□
12. 머리카락이나 파이프, 연필, 펜, 손가락, 손톱 등을 치아 사이에 유지하거나 묾	□	□	□	□	□
13. 껌을 씹음	□	□	□	□	□
14. 입이나 턱을 이용한 악기를 연주함(목관악기, 금관악기, 현악기)	□	□	□	□	□
15. 턱을 손으로 받침	□	□	□	□	□
16. 음식을 한쪽으로만 씹음	□	□	□	□	□
17. 끼니 사이에 식사를 함(저작을 요구하는 음식)	□	□	□	□	□
18. 지속적으로 말함(가르치기, 판매하기, 고객서비스)	□	□	□	□	□
19. 노래하기	□	□	□	□	□
20. 하품하기	□	□	□	□	□
21. 머리와 어깨 사이로 전화를 받음	□	□	□	□	□

PHQ-4
(안면통증구강내과 설문지 9)

다음은 일반적인 건강에 대한 설문지입니다. 자세히 읽어 보시고 각각의 질문에 대하여 해당되는 사항에 정확하게 표기하여 주십시오. ("✓"로 답을 나타내시오.)

검사일 20 년 월 일

이름 ________________ 환자번호 ________________ 성별 남 / 여 나이 ________ 세

지난 2주간, 얼마나 자주 다음과 같은 문제로 괴로운 적이 있었습니까?	전혀 없음	가끔	절반 이상의 날 동안	거의 매일
1. 긴장되고 불안하거나 끝에 내몰린 느낌	0	1	2	3
2. 걱정하는 마음을 조절하거나 멈출 수 없음	0	1	2	3
3. 어떠한 일을 하는 데 흥미나 즐거움이 거의 없음	0	1	2	3
4. 축 처지고 우울하거나 절망감을 느낌	0	1	2	3

FOR OFFICE CODING 0 + ______ + ______ + ______

= Total Score : ____________

만일 위의 문제 중 하나 이상 "예"라고 응답하셨다면, 이러한 문제들로 인해서 당신은 일을 하거나 가정일을 돌보거나 다른 사람과 어울리는 것이 얼마나 어려웠습니까? "✓"로 표해 주십시오.			
□ 전혀 어렵지 않았다	□ 약간 어려웠다	□ 많이 어려웠다	□ 매우 많이 어려웠다

턱 기능 제한 수치 8
(안면통증구강내과 설문지 10)

다음의 항목에 대해서 지난 한 달 간의 제한 정도를 고르십시오. 너무 힘들어서 행동을 피했으면 '10'점, 제한이 없었다면 '0'점에 "✓"로 표하시면 됩니다. 통증이나 어려움 없이 다른 이유에 의해 피했으면 빈칸으로 남겨 두십시오.

	제한 없음									심한 제한
1. 딱딱한 음식 씹기	1	2	3	4	5	6	7	8	9	10
2. 치킨 먹기(오븐에 구운)	1	2	3	4	5	6	7	8	9	10
3. 유동식 먹기(으깬 감자, 사과 소스, 푸딩, 갈아 만든 음식)	1	2	3	4	5	6	7	8	9	10
4. 컵으로 마실 만큼 입을 넓게 벌리기	1	2	3	4	5	6	7	8	9	10
5. 삼키기	1	2	3	4	5	6	7	8	9	10
6. 하품하기	1	2	3	4	5	6	7	8	9	10
7. 말하기	1	2	3	4	5	6	7	8	9	10
8. 웃기	1	2	3	4	5	6	7	8	9	10

PHQ-9
(안면통증구강내과 설문지 11)

검사일 20　　년　　월　　일

이름 ____________　환자번호 ____________　성별 남 / 여　나이 ______세

지난 2주일 동안 당신은 다음의 문제들로 인해서 얼마나 자주 방해를 받았습니까? ("✓"로 답을 나타내시오.)	전혀 방해 받지 않았다	며칠 동안 방해 받았다	7일 이상 방해 받았다	거의 매일 방해 받았다
1. 일 또는 여가 활동을 하는 데 흥미나 즐거움을 느끼지 못함	0	1	2	3
2. 기분이 가라앉거나 우울하거나 희망이 없음	0	1	2	3
3. 잠이 들거나 계속 잠을 자는 것이 어려움 또는 잠을 너무 많이 잠	0	1	2	3
4. 피곤하다고 느끼거나 기운이 거의 없음	0	1	2	3
5. 입맛이 없거나 과식을 함	0	1	2	3
6. 자신을 부정적으로 봄 – 혹은 자신이 실패자라고 느끼거나 자신 또는 가족을 실망시킴	0	1	2	3
7. 신문을 읽거나 텔레비전 보는 것과 같은 일에 집중하는 것이 어려움	0	1	2	3
8. 다른 사람들이 주목할 정도로 너무 느리게 움직이거나 말을 함 또는 반대로 평상시보다 많이 움직여서 너무 안절부절못하거나 들떠 있음	0	1	2	3
9. 자신이 죽는 것이 더 낫다고 생각하거나 어떤 식으로든 자신을 해칠 것이라고 생각함	0	1	2	3

FOR OFFICE CODING　0 + ______ + ______ + ______

= Total Score : ____________

만일 위의 문제 중 하나 이상 "예"라고 응답하셨다면, 이러한 문제들로 인해서 당신은 일을 하거나 가정일을 돌보거나 다른 사람과 어울리는 것이 얼마나 어려웠습니까? "✓"로 표해 주십시오.			
□ 전혀 어렵지 않았다	□ 약간 어려웠다	□ 많이 어려웠다	□ 매우 많이 어려웠다

턱 기능 제한 수치 20
(안면통증구강내과 설문지 12)

다음의 항목에 대해서 지난 한 달간의 제한 정도를 고르십시오. 너무 힘들어서 행동을 피했으면 '10'점, 제한이 없었다면 '0'점에 "✓"로 표하시면 됩니다. 통증이나 어려움 없이 다른 이유에 의해 피했으면 빈칸으로 남겨 두십시오.

	제한 없음									심한 제한
1. 딱딱한 음식 씹기	1	2	3	4	5	6	7	8	9	10
2. 딱딱한 빵 씹기	1	2	3	4	5	6	7	8	9	10
3. 치킨 먹기(오븐에 구운)	1	2	3	4	5	6	7	8	9	10
4. 크래커 먹기	1	2	3	4	5	6	7	8	9	10
5. 부드러운 음식 먹기 (마카로니, 통조림 과일이나 부드러운 과일, 익은 야채, 생선)	1	2	3	4	5	6	7	8	9	10
6. 유동식 먹기(으깬 감자, 사과 소스, 푸딩, 갈아 만든 음식)	1	2	3	4	5	6	7	8	9	10
7. 사과를 먹을 만큼 입 벌리기	1	2	3	4	5	6	7	8	9	10
8. 샌드위치 먹을 만큼 입 벌리기	1	2	3	4	5	6	7	8	9	10
9. 말할 정도로 입 벌리기	1	2	3	4	5	6	7	8	9	10
10. 컵으로 마실 만큼 입을 넓게 벌리기	1	2	3	4	5	6	7	8	9	10
11. 삼키기	1	2	3	4	5	6	7	8	9	10
12. 하품하기	1	2	3	4	5	6	7	8	9	10
13. 말하기	1	2	3	4	5	6	7	8	9	10
14. 노래하기	1	2	3	4	5	6	7	8	9	10
15. 미소 짓기	1	2	3	4	5	6	7	8	9	10
16. 화난 표정 짓기	1	2	3	4	5	6	7	8	9	10
17. 얼굴 찌푸리기	1	2	3	4	5	6	7	8	9	10
18. 키스하기	1	2	3	4	5	6	7	8	9	10
19. 웃기	1	2	3	4	5	6	7	8	9	10
20. 소리 내어 웃기	1	2	3	4	5	6	7	8	9	10

GAD 7
(안면통증구강내과 설문지 13)

지난 2주간 다음의 문제에 얼마나 시달리셨습니까? 자세히 읽어 보시고 각각의 질문에 대하여 해당되는 사항에 "✓"로 답을 나타내시오.

	전혀 없었음	며칠간	1주 이상	거의 매일
	0	1	2	3
1. 초조함, 걱정, 날이 선 느낌	□	□	□	□
2. 걱정을 멈추거나 제어할 수 없음	□	□	□	□
3. 어려운 일에 대해 과한 걱정	□	□	□	□
4. 휴식에 어려움을 느낌	□	□	□	□
5. 휴식이 부족해서 앉아서 쉬기조차 어려움	□	□	□	□
6. 쉽게 짜증이 남	□	□	□	□
7. 무서운 일이 일어날까 봐 겁이 남	□	□	□	□
총 점 =				

어떤 문제라도 체크하였다면, 이 문제들이 직장에서 일을 하거나 집안일을 하거나 다른 사람들과 어울리는 데에 얼마나 어려움을 주는가?			
□ 전혀 어렵지 않음	□ 다소 어려움	□ 매우 어려움	□ 극도로 어려움

환자 건강 질문 15: 신체적 징후
(안면통증구강내과 설문지 14)

지난 4주간 다음의 문제에 얼마나 시달리셨습니까? 자세히 읽어 보시고 각각의 질문에 대하여 해당되는 사항에 "✓"로 답을 나타내시오.

	괴롭히지 않음	약간 괴롭힘	많이 괴롭힘
	0	1	2
1. 위의 통증	□	□	□
2. 등의 통증	□	□	□
3. 팔, 다리 또는 관절의 통증(무릎, 엉덩이 등)	□	□	□
4. 생리통 또는 월경 중 다른 문제들 [여성만]	□	□	□
5. 두통	□	□	□
6. 가슴 통증	□	□	□
7. 어지러움	□	□	□
8. 실신	□	□	□
9. 가슴 두근거림	□	□	□
10. 숨이 가쁨	□	□	□
11. 부부관계 중 통증 및 문제	□	□	□
12. 변비, 설사	□	□	□
13. 메스꺼움, 가스, 소화불량	□	□	□
14. 피곤함 또는 활기 없음	□	□	□
15. 수면장애	□	□	□
총 점 =			

색인

ㅇ

ㅈ

INDEX

A

B

C

D

E

F

G

H

I

J

K

L

M

N

O

P

R

S

저자 약력

전양현(全洋鉉)

(사)대한치과의사협회 / (사)대한치의학회
(사)한국치의학교육평가원 등기이사
대한안면통증구강내과학회 회장 및 고문
대한측두하악장애학회 회장 및 고문
경희의료원 만성구강안면통증센터 초대 센터장
미국 Maryland 치과대학 객원교수
뉴질랜드 Otago 의과대학 박사후과정
아시아두개하악장애학회 학술이사 역임
경희대학교 치의학 학사 / 석사 / 박사
경희의료원 치과병원 임상연구원 / 임상강사 / 임상조교수
경희의료원 치과병원 구강내과 인턴 / 레지던트

강수경(姜秀京)

경희대학교 치과대학 안면통증구강내과학교실 부교수
경희의료원 치과병원 구강내과 과장
경희대학교 치의학 학사 / 석사 / 박사
경희의료원 치과병원 구강내과 레지던트
경희의료원 치과병원 구강내과 전임의 / 임상전문교원
대한여자치과의사회 학술이사
대한안면통증구강내과학회 보험이사
대한측두하악장애학회 보험이사
대한치과수면학회 홍보이사
아시아두개하악장애학회 정회원

어규식(魚圭湜)

경희대학교 안면통증구강내과학교실 교수
미국 Maryland 치과대학 방문연구원
경희대학교 치의학 학사 / 석사 / 박사
경희의료원 치과병원 구강내과 인턴 / 레지던트
대한안면통증구강내과학회 부회장
대한측두하악장애학회 부회장
대한치과수면학회 이사
AACMD Council Member

홍정표(洪政杓)

경희대학교 안면통증구강내과 주임교수 역임
경희의료원 치과병원 구강내과 과장 역임
미국 UCLA 치과대학 연구교수
경희대학교 치의학 학사 / 석사 / 박사
대한안면통증구강내과학회 회장 역임
대한측두하악장애학회 회장 역임
대한레이저치의학회 회장 역임
대한신심치의학회장
서울불교대학원대학교 상담심리학 석사

이연희(李蓮姬)

경희대학교 치과대학 구강내과 조교수
경희의료원 치과병원 구강내과 전임의 / 임상조교수
서울대학교 치과병원 구강내과 인턴/ 레지던트
서울대학교 학사/ 치의학 석사/ 박사
대한안면통증구강내과학회 총무이사
대한진단검사치의학회 재무이사
대한측두하악장애학회 교육이사
대한치과수면학회 공보이사
International Association for Dental Research(IADR) 정회원
아시아 두개하악장애학회 정회원
대한노년치의학회 정회원

처음부터 끝까지 애정 어린 정성으로 함께한 황미진(黃美珍), 안치혁(安致赫) 선생에게 감사드리면서, 특히 일러스트레이션 제작과 자문에 협조해 주신 한국정보디자인학회 회장이자 서울과학기술대학교 시각문화융합디자인학과 명예교수이신 전양덕(全洋德) 교수님과 같은 대학교 디자인학과 김일석(金一奭) 교수님께 깊은 감사를 드립니다.

THE PRACTICE OF DENTAL PHYSICAL THERAPY

The revised edition by YANG-HYUN CHUN et al.

MyungMun Publishing. Inc.
90, Dapsimni-ro 63-gil, Dongdaemun-gu, Seoul, Korea (02525)
Tel_ +82-2-2248-7586
Fax_ +82-2-2248-0598
e-mail_ mmayt@hanmail.net
Website_ www.teethbook.co.kr

Printed in Korea

치과 물리치료의 실제
THE PRACTICE OF DENTAL PHYSICAL THERAPY

인 쇄 2016년 1월 29일(초판 1쇄)
발 행 2021년 2월 8일(개정판)
저 자 전양현 외 경희대학교 안면통증구강내과학교실
발 행 인 안 영 택
편 집 김 휘 라
발 행 처 명문출판사
등 록 제 6-0212호(1995년 1월 24일)
주 소 서울시 동대문구 답십리로63길 90
전 화 (02)2248-7586
팩 스 (02)2248-0598
홈페이지 http : //www.teethbook.co.kr
I S B N 978-89-6808-143-9

■ 2021 | 치과 물리치료의 실제 | 명문출판사 정가 : 65,000원